胎内記憶が教えてくれた

この世に生まれてきた大切な理由

目次

プロローグ

「胎内記憶」が教えてくれる人生で大切なこと

目次

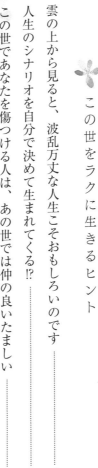

第1章 私たちは「今の自分」を選んで生まれてきました
この世をラクに生きるヒント

第2章 生まれる前からの「親子の絆」に気づく

親子・家族関係が変わるヒント

第4章 あなたは何度でも新しく生まれ変わる

幸せな人生を歩むヒント

目次

カバーイラスト OHishiapply/Shutterstock.com
本文デザイン・DTP リクリデザインワークス
編集協力 矢鋪紀子

プロローグ

「胎内記憶」が教えてくれる人生で大切なこと

なぜ生まれ、何のために生きるのか

「自分は何のために生まれてきたんだろう」

「生まれてきた意味を知りたい」

という疑問が浮かぶことはありませんか。


そんな思いがよぎるのは、人生の曲がり角にさしかかって、ふと立ちどまったときかもしれません。つらいこと、苦しいことに当たったときや、挫折《ざせつ》を感じたときかもしれません。

このときヒントになるのが「生まれる前の記憶」です。

お母さんのおなかの中にいたときのこと、生まれてきたときのこと、さらには、おなかに入る前のことまで覚えている子どもたちがいる――そんな話を聞いたことがあるでしょう。

一般に、総称して「胎内記憶」と呼ばれるもので、私の調査（22ページ参照）では、小さい子どもたちに、「ママのおなかの中にいたときのこと覚えているかな？」などときくと、三歳ぐらいでは約三割の子どもたちが、「あったかかった」「ぐるぐる回って泳いでいた」「キックした」「ママの声が聞こえてた」などと話しはじめます。

さらに、「生まれる前はどこにいたの？」などと聞いていくと、中にはこんなふうに答えてくれる子どもたちもいます。

「ふわふわした雲の上にいたよ」
「生まれることは、自分で決めたよ」
「下をながめて、どのママにするかを決めて、おなかに入ったよ」
「ママに笑ってもらいたくて、ママを選んだんだよ」
「赤ちゃんは、人の役に立つために、生まれてくるんだよ」

不思議なことに、肉体に宿る前のたましいの時代を聞きとることができるのです。

これは少数の証言ではありません。多くの子どもたちが共通して語っている内容です。

この世に誕生する前、自分たちは「ふわふわした雲の上」（絵で描いて教えてくれる子もいます）にいて、みんなで空から下界をながめて、「どのママのところに行こうかな」と親を選ぶ。そして、「ママを幸せにするため」など、何らかの生まれる目的をもって、自分で生まれる時期と場所を決めて地上におりていく……。


こんな話は子どもの「夢」や「想像」だと思いますか？

ここでは詳しい説明は省きますが、その子が知るはずもない出産状況や、妊娠中に親がうたっていた歌をうたいだすケースもあります。

科学的な検証は難しいことが多いのですが、最近では量子力学を用いて「胎内記憶」を説明できるという物理学者も出てきています。

興味深いのは、生まれる前の記憶をもつ子たちに、

「何のために生まれてくるの？」

ときくと、ほぼ全員が、

「人の役に立つため」

と答えるということ。

これは長年の疑問でしたが、最近、**生まれる前に神さまと約束した**ことを大人になっても覚えているという、ある男性と知り合って謎が解けました。

その男性は、**生まれる前に「世のため人のために生きる」と約束した人だけが生まれてくる**ことができる、と記憶しています。そのために、あえて過酷な人生を選ぶということもあるようです。

第3章でご紹介するありとくんによると、この世の人生を終えたあと、生まれる前の神さまとの約束を守れたかどうか、確認試験のようなものがあるそうです。

「その約束したことは、どうしたら思い出せるかな」とありとくんに聞いたところ、

「神さまからのメッセージみたいに、約束を思い出すための出来事が起きるんだよ」

と教えてくれました。

人生で起こることは、喜びも苦しみもすべて意味があること

あなたの人生は、どんな人生であれ、生まれる前に自分で選んできたのです。

人生にはいろんな選択肢が用意されていて、そこで起こる出来事には、すべてに意味がある。いまのあなたを悩ませているイヤだと思うこと、つらいことこそ、「学び」を深めるうえで、得がたい体験であるとも考えられるのです。

たいせつなのは、それらの試練も、生まれる前に自分で選んできたということです。

自分で設定した課題なら、きっと乗りこえられるはず。そんなふうに、勇気がわいてくるのではないでしょうか。

「その人が乗りこえられない試練は与えられない」

という言葉もあります。

そういった生きる知恵を、人々が受け入れ、受け継いできたのは、かすかに残る「生まれる前の記憶」の影響かもしれません。

生まれてきた目的がわかれば、人生はラクになる

「生まれる前の記憶」を知ると、もう一つ、親子関係も変わってきます。

自分と向き合い、いまの苦しみの根源を探るとき、その原因が親子関係にあったことに気づく人は少なくありません。

対人関係がうまくいかないなど、〝生きづらさ〟を抱える人がセラピーをするとき、まず振り返るのは、生《お》い立ちにおける親子関係です。

その理由は、「生まれる前の記憶」から読み解けます。

先ほど「人は皆、人の役に立つために、生まれてくるんだよ」という言葉を紹介しましたが、「生まれる前の記憶」によると、子どもは、親、とくにお母さん

の役に立ちたいと思って生まれてきます。

ところが、せっかく生まれてきても、お母さんが子どもの思いを受けとめてくれないと、子どもは自分を「役立たず」と感じてしまい、自信を失います。

子どもはお母さんに幸せを贈りたいのに、お母さんがガミガミと叱ってばかりだったり、いつもつらそうな表情をしていたりしたら、子どもは無力感を覚えるようになるでしょう。

そういったことの積み重ねが、おとなになったとき、自分自身の人生を歩む妨げになっているのです。

ここに気づけば、生きづらさから脱することができます。

「子どもは親を選べない」「こんな親のもとに好きで生まれたわけじゃない」と、親に怒りやうらみがある人も、じつは生まれる前に、本人が選んできたのだとしたら、どうでしょう？

「子どもは親を選んで生まれてくる」と考えると、難しい親子関係の別の姿が見えてきます。

愛《いと》しいはずのわが子にほほえみを返すことができないほど、お母さんがつらい状況にあったとしたら、それほど大変なお母さんを助けようとして生まれてきた自分の勇気に、誇りをもってほしいのです。

するとその誇りとともに、新たな人生の一歩を踏みだせるのではないでしょうか。

このように、「生まれる前の記憶」には、心がラクになるヒント、豊かな人生を送るための「生きるヒント」がたくさん詰まっています。

さあ、あなたも「生まれる前の記憶」の扉を、順に一つずつ開いていきましょう。

Column

「生まれる前の記憶」の世界にようこそ①

日本で唯一の胎内記憶研究者になったきっかけ

私は、神奈川県横浜市で産科医をしています。お母さんと赤ちゃんの心身に安全なお産を目指して、さまざまな試みをおこなっていた一九九九年ごろ、ひょんなことから胎内記憶の存在を知りました。

きっかけは、退行催眠に関する本を読んだことでした。退行催眠で潜在意識とつながると、お母さんのおなかの中にいたときのことを語りだす人がいるというのです。

私が学んだ医学の教科書には、胎児に自意識や記憶力があるとは書かれていません。本当にびっくりしました。

クリニックのスタッフに、うんちくを傾けるつもりで「胎内記憶って、知ってる?」と尋ねてみると、

「知ってますよ。うちの孫には記憶があります」

と、こともなげな答えが返ってきて、さらに驚きました。

興味津々《しんしん》でお孫さんの作文を見せていただくと、こんなふうに書かれていました。


ぼくがおかあさんのおなかにいるときに、ほうちょうがささってきて、しろいふくをきためがねのひとにあしをつかまれて、おしりをたたかれました。

おかあさんのふくろからでたとき、パンとおとがしてこわくてないていると、こんどはくちにゴムをとおしてきて、くるしかったのでないてしまいました。

おかあさんはゆめでしょうといっていますが、ぼくはちがうとおもいます。


お話をうかがうと、そのお子さんは逆子《さかご》だったため、帝王切開《ていおうせっかい》で生まれたそうです。しかも、お母さんも、そのおばあちゃんも、逆子では赤ちゃんが足から生まれることを知らなかったというのです。

これはどういうことでしょう。私はすっかり考えこんでしまいました。

学生時代は、生まれたばかりの赤ちゃんは感覚も知性もほぼ無い、と教えられてきました。もし、その常識がまちがっていたとしたら。

私はそれまで、お産において、お母さんと赤ちゃんの生命を守ることに全力を尽くしてきました。

でも、赤ちゃんの気持ちをじゅうぶん考えてきたか、とあらためて問われると、一〇〇パーセントの自信はありませんでした。なにしろ「赤ちゃんにはわからない」という、産科の常識を信じこんでいましたから。

もちろん、医療的にどうしても必要な処置はあります。でも、赤ちゃんに「きみを助けたいから、痛いけどがまんしてね」という気持ちで接するのと、「赤ちゃんにはわからないから」と思いこんで、たんたんと処置するのでは、雲泥の差があります。

赤ちゃんたちの顔を思い浮かべて、「あの子たち、ぜんぶ覚えていたのかな」と考えると、冷や汗が出る思いでした。

私は、クリニックを健診で訪れるお母さんやお子さんたちに、「生まれる前のこと、覚えている？」と尋ねてみることにしました。

そして、二〇〇一年、それまでの調査結果をまとめて、全国保険医団体連合会で発表しました。その内容がある全国紙で紹介されると、驚くほどの反響が寄せられたのです。おとなからも、「私には記憶があります」という手紙やファクスが、次々に寄せられました。

調査に協力してくださる方もあらわれました。

最も大がかりな「生まれる前の記憶」の調査は、二〇〇二〜二〇〇三年に長野県諏訪市と塩尻市で、保育園に通う親子三六〇一組を対象におこなったアンケートです。これは、世界でも例を見ない大規模な調査です。

この調査では、「胎内記憶がある」と答えた子が三三パーセント、「ない」が四〇パーセント、「どちらともいえない」が二七パーセントで、「誕生記憶がある」と答えた子が二一パーセント、「ない」が四六パーセント、「どちらともいえない」が三三パーセントにのぼりました。

じつに、三人に一人のお子さんに胎内記憶、五人に一人のお子さんに誕生記憶があるのです。しかも、「記憶がない」という答えには、「親が子どもに質問したことがない」「子どもが幼くてまだ話せない」というケースもあるので、実際に覚えているお子さんは、もっと多い可能性もあります。

私は、子どもたちの記憶をまとめ、著作を発表するようになりました。その多くがロングセラーになり、海外で翻訳された本もあります。最初は反響の大きさに、ただ驚くばかりでした。

でも、いま振り返ると、見えない世界とこの世をつなぐ子どもたちの言葉を、時代が強く求めていたのだ、ということがわかります。

なお、生まれる前の記憶を総称して一般に「胎内記憶」と呼ばれますが、内容的には次のように分けることができます。

①「胎内記憶」「誕生記憶」

お母さんのおなかの中にいたときの記憶（胎内記憶）と、生まれてきたときの記憶（誕生記憶）。小さい子どもを対象に調査をすると、三割くらいのお子さんにこれらの記憶が見られます。

「暗くて、狭くて、あったかかった。ぐるぐる動いたよ」

「パンチ！　とかキック！　とか、たくさんしていた」

「パパは、♪ぞうさん、ぞうさん、お鼻が長いのね〜ってうたっていたね」

こういった記憶は、胎児や新生児の能力という点から科学的に検証し、裏づけをとることができます。

②「受精記憶」「精子記憶」「卵子記憶」

記憶をさかのぼるうちに、精子や卵子だったときの感覚を思い出す人もいます。

「卵子だったとき、精子がたくさん押し寄せてきたのがこわかった」

「(たまごになったあと) ある日とつぜん、体がどんどん増え始めた。ぼくはそのまでよかったのに、おなかが分かれてきた」

まさに発生学の教科書通りの解説です。

「記憶」とはふつう、人間として成長してから身につくもので、脳細胞の働きによるものとされます。しかし最新の研究では、記憶は脳だけでなく、全身の細胞に刻まれている可能性が指摘されています。近年、「細胞が記憶している」という証拠がマサチューセッツ工科大学や国立精神保健研究所といった最先端の研究機関によって発見され、注目を集めています。

これらの記憶は、心とは何か、私たちはどういう存在なのかを問い直すうえで、新鮮なものの見方を教えてくれます。

③「雲の上の記憶」(中間生記憶)

「おなかに宿る前の記憶」、つまり、体が形成される前の記憶です。最もよくあるのが、「雲の上のような心地よいところで、神さまのような存在に守られてのんびり過ごしていた。そして、どの親のもとに生まれるかを選び、自ら進んでこの世におりてきた」というストーリーです。最近では宇宙から来たとか、○○星から来たという子が急に増えてきました。

④「過去生《かこせい》記憶」（前世記憶）

いまの自分として生まれる前、別の自分だったときの記憶です。詳細な「過去生記憶」については、実際に以前の人生で暮らしていたという現地に飛び、歴史的事実との一致点を探る調査がおこなわれることが可能なこともあります。

「過去生記憶」は、「雲の上の記憶」とともに、生まれ変わりやたましいの存在を前提としていて、古今東西を通して多くの文化に見られることから、やはり、何らかの意味があると考えられます。

第1章

私たちは「今の自分」を選んで生まれてきました

——この世をラクに生きるヒント

雲の上から見ると、波乱万丈な人生こそおもしろいのです

生まれる前、お母さんのおなかに宿る前にいた世界のイメージは、多くの子どもたちに共通しています。

比較的に多いのが、「雲の上」という表現です。

「ぼくね、雲の上にいてね、ああ、あそこの家がとってもいいな、行きたいなって思ってたんだよ。だからぼく、ここに来たんだよ。来てよかった！」

「雲の上には、赤ちゃんに羽が生《は》えた天使みたいな子がいて、お母さんを探しているの。雲のはしをつかんで、乗り出すような感じて見ているんだ」

子どもたちは雲の上で、自分と同じ小さな子たちといっしょに、神さまや天使のような存在に見守られながら、のんびりとすごしていたようです。

子どもたちは雲の上で、おなかがすくことも、寒さに震えることもありません。争いも、うそも裏切りもなく、みんな仲よく暮らしています。そして、そんな子どもたちを、しばしば神さまのような人がやさしく見守っています。

肉体がないため、飢《う》えや寒さも感じないし、人を傷つけることもできない。声を発してコミュニケーションをする人間世界と違って何でもお見通しですから、うそもつけませんし、裏切ることもできません。

それは私たちが望む幸せな世界、天国そのものです。

ではなぜ、そんな居心地のいいところから、子どもたちは、波乱に満ちたこの世に、わざわざおりてくるのでしょうか。

その理由を教えてくれるのが、おとなになっても雲の上のことを覚えていた、ある女性の記憶です。

「空の上は広々した草原のようなところで、衣食の心配もない、居心地のいい場所です。でも穏やかすぎて、あまりにも退屈でした。人間界は大変なことも多いけど、刺激があっておもしろいのです」

平和な雲の上から見ると、この世の波瀾万丈《はらんばんじょう》こそが魅力的に思える——それが当てはまるのは、この女性だけではありません。

「生まれることは、自分で決めた」と、はりきってこの世にやって来た、多くの子どもたちにも、共通するようです。

なぜか自分には悪いことばかり起こる、この世の苦労にうんざりしている人は、なぜ自分にだけそんなことが起きるのか、理解できないかもしれません。

ただ、この状況は、遊園地でジェットコースターに乗るときと、よく似ているのではないでしょうか。

子どもたちが地上をながめて、人々の波瀾万丈の人生に興味をひかれるのは、ジェットコースターで悲鳴を上げる乗客を見て「おもしろそう！」と目を輝かせるのと同じかもしれません。

そして、雲の上で、子どもたちはわざわざ長い列に並んでまで、自分の番を楽しみに待つのです。

いざジェットコースターに乗りこんでから「乗らなきゃよかった」と後悔しても、途中で逃げだすことはできません。

ちなみに、この世への冒険旅行も同じようなことがあるようで、「母のおなかに宿ったとたん、『やめておけばよかった』と、後悔しました。でも残念ながら、雲の上に戻ることは、もうできませんでした」と、ため息まじりに言う人もいます。

もっとも、ジェットコースターでは、絶叫しながらゴールを迎えたあと、「ああ、おもしろかった。また乗りたい」と、スリル感がくせになる人もいます。

同じように、波瀾万丈の人生が終わったあと、「雲の上はやっぱり退屈だ。人間界に戻りたい」と、この世に戻ってくる人もいます。

雲の上が、人生を終えたときに還《かえ》るべき故郷だとしたら、私たち本来の姿は「たましい」ということになります。肉体をもって生きるというのは、仮の姿にすぎません。

肉体のレベルではこの世の波瀾万丈にうんざりしていたとしても、人は本質的なところで、この世の苦労を別のかたちで受けとっているように思います。

この世の人生は、一つのスリル満点のゲームかもしれません。大きな困難やトラブルが次から次へと起こるからこそゲームはおもしろいのです。

またゲームに参加するには、ルールが必要です。

肉体をもつと、五感を体験する喜びもあるものの、さまざまな制限があります。

そして、そういった制約の中で、たましいはさまざまな体験を重ねることを望んでいるのだと思います。

人生のシナリオを自分で決めて生まれてくる!?

人生の冒険に出発するにあたり、子どもたちは「どんなストーリーの主人公になろうかな」と考えて、小説でも選ぶように人生のコースを決めるといいます。「生まれる前、体の特徴を決めてくる」という話もよく聞かれます。髪の色、目の色、背の高さといった「自分の姿」を決めるといいます。

まるで、人生というお芝居で演じる「役」を決めているようではありませんか？

ほとんどの人がその記憶をなくしているのは、その人生のコースに没頭するには、自分で描いたストーリーをすっかり忘れることが必要だからかもしれません。

「人生は芝居のごとし」という福沢諭吉の言葉があるように、「生まれる前の記憶」

から考えると、「人生は芝居」という表現は、まさに文字通り当てはまるようです。

もし、「人生は芝居」なら、劇的な展開のほうがおもしろいでしょう。淡々とした物語より、「いろいろ大変なことがありましたが、ハッピーエンドでした」という物語のほうが魅力的に感じる人も多いはずです。

雲の上は、先ほども紹介したように、争いがなく、平和で、穏やかなところ。そこで、神さまに「どんなストーリーにしたい？」「どんなお芝居の役をやりたい？」ときかれたら……？

見たいのは、主人公がさまざまなピンチを乗りこえていくハラハラドキドキ物語、せつないドロドロ愛憎劇、小公女セーラのような不幸な話ではありませんか？

自分の人生をそんなふうにとらえて、「最後はハッピーエンド」という選択を信じることができたら、つらい出来事も違って感じられるはずです。

この世であなたを傷つける人は、あの世では仲の良いたましい

「人生は芝居」という発想をすると、身近に気の合わない人がいても、自分の人生における重要な役割を演じている、と考えることができます。

しかも、そういう視点をもつと、ちょっと距離を置いてこの人生芝居を演じられるので、人間関係の風通しがよくなっていくのではないでしょうか。

私にも、心当たりがあります。

胎内記憶の調査を始めたとき、私のことを一つひとつ批判する知人がいて、はじめは反発を覚えました。

でも、時間がたってから振り返ると、反対意見があったからこそ、私はますま

す胎内記憶の研究にのめりこんでいったことに気づきました。この調査は私のライフワークの一つですから、その人は結果的に、私が脇道にそれず本来の道を歩むよう励ましてくれたことになります。

私はそのことに気がついて、批判してくる知人は雲の上では仲よしだったのかもしれない、と思うようになりました。

お互いの人生に深く関わるシナリオを描くのは、もともと縁が深いからでしょう。イヤな役回りが必要だとしたら、縁の薄いたましいより、むしろ仲のよいたましいに頼むのではないでしょうか。

おもしろいことに、私が心の中でそうとらえるようになったとたん、知人の態度も変わり、関係も心地よいものに変わりました。

つらいと思いながら演じるのも、楽しみながら演じるのも、その人自身が選ぶことです。とはいえ、同じお芝居の脚本でも、自分の心持ちでもっと楽々と演じられるかもしれないことは、知っていていいと思います。

病気で生まれたことにも理由があります

人生の青写真を描くことについて、こんなふうに語るお子さんもいます。

「生まれる前は、みんな映画館に行って、どんな人生になるか、映画を見せてもらう。映画を見ないと、ふつうの人は生きていけない。映画を見て、こういう動作をするんだ、って理解してから、地上に行く」

こう語ったのは、りおくんという、生まれつき心肺の病気がある男の子です。

小学校入学の少し前、お母さんはなにげなく、「どうして病気で生まれたのかしらね」と、問いかけたことがあります。

するとりおくんははっきりした口調で、迷うことなく答えました。

「ぼくが病気で生まれたのは、ずっとずっと、幸せになるためだよ。

ぼくが赤ちゃんのとき、いっぱい泣いたのは、赤ちゃんは言葉をしゃべれないから、神さまに『もっと大きくなりたい。お兄ちゃんになりたい』っていうお祈りだったの。それで神さまがお願いをきいてくれたから、ぼくはこんなに大きくなったんだよ。だから、ぼくが泣いても、ママは『かわいそう』って思わなくてよかったんだよ」

病気については、りおくんは、

「赤ちゃんは、どのお母さんにするか、どんな体にするか、自分で決めて生まれてくるのが、ふつうだよ」

「ぼくは、病気だったから、幸せなんだ。ぼくは、病気だったから、心の言葉が話せるんだ。だから、いつか、心の幸せを配るサンタさんになりたい」

と語っており、これまでグチ一つこぼしたことがありません。

三年生の終わり、詩集（いんやくりお著『自分をえらんで生まれてきたよ』サンマーク出版）の刊行が決まったとき、りおくんはお母さんにこう言いました。

「ぼくが病気で生まれたのは、病気で生まれる子や、お母さんたちを、励ますためだ。だからママは、ぼくの言葉を、みんなに教えていい」

そのとき、お母さんは詩集の出版をふと不安に思っていたのですが、その言葉を聞いて励まされたそうです。

また、りおくんは、生まれることをどんなふうに決めるのかについて、

「赤ちゃんは、お母さんが大好きだから生まれるわけじゃない。お母さんが仕事をしている様子を見て、決めることもある。

大好きになって生まれることもあるけど、おなかに入ってから、やっぱりイヤだと思うことは、よくある。

生まれるときは、自分を選んで、その次にお母さんを選ぶ。そのことは、きち

んと伝えてほしい」

とも言っています。

りおくん自身がお母さんから生まれることにしたのは、

「ママなら、心のことをわかってくれると思ったから」

「生まれる前、ぼくは神さまと約束した。ママといっぱい話すって」

ということだそうです。

りおくんのお母さんは出版の仕事をしていて、りおくんの言葉をこまめにメモしていました。また、私は胎内記憶の著書を出すことになってすぐ、産後復職したばかりのお母さんと知り合いました。

生まれる前の世界について私の知見が深まるのと、りおくんの成長は重なっており、私は著書や講演会で、しばしば、りおくんのエピソードを紹介しています。

これまで、おなかの赤ちゃんに病気が見つかってショックを受けたお母さんや、病弱に生まれたことを残念に思っていた方から、

「りおくんの言葉が心の支えになりました」

という声が寄せられています。

りおくんの「心の幸せを配るサンタさんになる」という望みをかなえるには、りおくんがりおくんとして生まれること、そして、子どもの言葉を記録するお母さんが必要でした。

もちろん、お母さんを通して私と出会ったことも、りおくんの言葉を多くの人に伝えるためには、必然でした。

人生のしくみは、じつによくできていると思います。

一見ネガティブな出来事が、のちの幸せをもたらします

りおくんにとって、生まれつきの病気はネガティブなことではなく、自分として生きるためのプレゼントです。

病気や障がいは、肉体の視点から見ると、ただ大変なことです。けれど、人は肉体だけの存在ではなく、その本質はたましいなのだという視点からは、また違ったふうに見えてきます。

たましいのレベルでは、試練も貴重な体験であり、すべての出来事には意味があるのです。

病気や障がいについても、それを一つの個性、それどころか長所ととらえて、

自分らしい人生を歩んでいる人はたくさんいます。

「障がいは不便であっても、不幸ではない」

という言葉は、そのことを指しているのではないでしょうか。

また、もう一つの見方もできます。それは、この世の出来事は、いま表面にあらわれていることだけでは判断できない、ということです。

一見ネガティブな出来事が、のちに幸せをもたらすことはよくあります。

そんな智恵をわかりやすく教えるのが、「人間万事塞翁《さいおう》が馬」という故事です。


このお話は、中国の国境そばに住む、占い上手なおじいさんが主人公です。あるとき、おじいさんの馬が異民族の国に逃げてしまいました。近所の人がおじいさんをなぐさめると、おじいさんは残念がる様子もなく、「このことが幸福にならないともかぎらない」と言いました。

しばらく経ったある日、逃げだした馬が、駿馬を連れて帰ってきました。近所の人がお祝いをいうと、おじいさんは「このことが災いにならないともかぎらない」と首を振りました。

その後、おじいさんの息子がその駿馬から落ちて、足の骨を折ってしまいました。近所の人たちがお見舞いに行くと、おじいさんは平然として「このことが幸福にならないともかぎらない」と言うのです。

やがて、異民族が襲撃してきて、国境そばの若者はほとんど戦《いくさ》で命を落としましたが、おじいさんの息子は足をケガしていたために徴兵されず、無事だったのです。

この故事が教えるように、長い目で見ると、人生の出来事は何がよくて何が悪いと、即断できないものなのです。

人生はまさに「禍福《かふく》はあざなえる縄のごとし」というふうに進んでいきます。先に、私はそれをジェットコースターにたとえました。そして、たましいはそのような波瀾万丈に興味をもつのだ、と述べました。

では、たましいは、なぜそのような人生を望むのでしょうか。

それは、さまざまな体験を通して、たましいが成長を遂げようとしているからだ、と私は思います。

りおくんは、

「人間は、生きのびるために、生きている。しんどいことも、幸せなんだってことがわかるために、地上におりてきたんだよ」

「人がここに来るのは、新しいことを学ぶためだ。ここに来るのは、たましいの寄り道のようなものだ。ここで学んだら、死んで、もとの世界に還っていく。学ばないと、次のところに進めないんだ」

とも語っています。

人生の選択に「間違い」はありません

どんなことが起きようと、たましいが進む道を信頼して歩んでいくなら、状況を最大限に生かして、それらから学ぶことができるでしょう。

大変に思える状況こそ、むしろ豊かな体験となるはずです。

人生の試練から学ぶときにたいせつなのは、その状況を引き受けたのは自分自身だ、という自覚をもつことです。「自分で選んで、生まれてきた」という感覚があってこそ、試練も、それを乗り越える勇気と自信がわいてきます。

人間には存在するという強い意志があります。状況に流されるのではなく、主体的に人生に向き合う強さがあるのです。

人生は、自ら選択していくことの連続です。

進学、就職、結婚、出産といった、大きな分かれ道だけでなく、厳密にいうなら、買い物に出るとき、バスに乗るか、電車を選ぶか、車で行くかというのも一つの選択であり、どちらを進むかによって、未来は少しずつ異なっていきます。

つまり、「いま」という一分一秒に枝分かれがあり、人生はそれぞれの選択によって、網の目のように織りなされているのです。

分岐点でどちらの道を選ぶかは、過去を振り返り、いまの自分に必要なことを感じとって、決断することになります。

選んだ道によって、その後の展開は変わっていきます。そこで、後ろを振り返って愚痴をこぼす人もいます。たとえば、「あの学校に行けばよかった」「別の人と結婚すればよかった」といったふうに。

けれど、もし人生がたましいの成長のために体験されるものだとしたら、どのルートを選ぶにしても、生まれる前に自分が定めた目標に向かって歩むことに変わりはありません。

それはちょうど、山登りと似ています。登山には、さまざまなルートがありますが、どのルートをたどったとしても、登っている山は同じです。

もちろん、ルートによって、山道は異なります。こちらを選ぶなら切り立った崖《がけ》を登らなければなりませんが、あちらに進めばゆるやかな坂道をのんびりと歩いていけるかもしれません。出会う人も違えば、周りの景色も違うでしょう。

急坂にさしかかったときは、他の道を選べばよかった、と思うかもしれません。けれど、別の道を選んでいたとしても、ゴールが「たましいの成長」であるなら、その人がその人の成長を遂げるために、また別の困難があったはずです。

いずれ山頂というゴールにたどりつくのですから、どの道を選んでも、正解といえます。

成長を続けるかぎり、人生に失敗はありませんし、どんな人生もすばらしい。

つまり、人生に後悔は必要ないのです。

そのトラブルは「人生のステップアップ」に必要なこと

「たましいの成長」という視点を受け入れると、生きるのがちょっぴりラクになります。

というのも、人生にはトラブルがつきものですが、それらを通して成長できると考えるなら、トラブルはただの厄介《やっかい》ごとではなく、意義ある体験としてとらえることができるからです。

さまざまな人びとの人生をながめると、試練が大きな飛躍のチャンスをもたらしたケースが、いくらでも見つかります。

世に名を成した人の伝記を読むと、順風満帆《じゅんぷうまんぱん》だったケースは少なくて、むしろ大病、破産、愛する人との死別といった波乱万丈な人生の人がほとんどです。死を考えるほど追い詰められ、それでもその試練を乗りこえたおかげで、「いまの自分がある」と語る人は、たくさんいます。

自分で書いてきた人生の脚本は、その人だからこそ演じることができる、オーダーメイドです。

小学生が高校生向けの勉強をすることがなく、その反対もないように、人はそれぞれ自分のレベルに合った人生の脚本を選んでいます。

たましいの経験値が低い人は、簡単に読めるシンプルな人生のストーリーを選ぶでしょう。一方、多くの経験を積んできた人は、内容の濃い難解なストーリーにチャレンジしたくなるはずです。

大きな試練に遭ったら、高いハードルを設定してきた自分の強さに、誇りをもっていいのです。

思うようにならないと嘆く人もいますが、思うようにならない状況は、「思い通りにならない人生から学ぶ」というたましいの思いが、「思った通り」に実現されているのです。

たとえば、アスリートが記録を出せないまま引退するのは、表面的には挫折でしょう。けれど、その経験が糧《かて》となって、優れたコーチや解説者になって、スポーツの楽しみを人々と分かち合うことになるかもしれません。

それはその人にとって、現役として活躍するよりも充実した人生かもしれないのです。

たましいは人生のミッションにしたがい、その人を本来の生き方に向かって歩ませます。

ですから、たましいのレベルではすべてが思い通りにいっているのであり、試練に出遭うことじたいが、順調に自分の道のりを歩んでいる証拠なのです。

私はお産に立ち会っていると、赤ちゃんの生きようという意志に、しばしば心を揺り動かされます。

赤ちゃんは、自ら生まれたいと望み、生まれてきます。

同じように、人は「たましいの成長を遂げたい」という、内なる願いを秘めているのではないでしょうか。

だからこそ、何があっても、ときに嘆き悲しんだり愚痴をこぼしたりしつつも、人生の旅路を、たゆまず歩み続けているのです。

考えてみれば、「幸」という字と「辛」という字は、意味はまったく違いますが、横棒が一本入るか入らないかの違いにすぎません。

そして、その横棒は、いま生きている状況とどのように向き合い、解釈していくのか、という違いなのではないでしょうか。

そう気づくだけで、「辛」は「幸」に変わっていくと思います。

くもりのときこそ、たましいを輝かせるチャンス

人として生まれてきた以上、悩みから完全に自由になることはありません。悩みを悩みと感じないほど強い人間になろうとするのは、無理というものです。いかに自由なたましいでも、肉体をまとうことそのものに矛盾があります。肉体をもつと、肉体を維持するために、食べたり飲んだり、寒暖や危険から身を守ったりしなくてはなりません。

それは、宇宙すべてと一つであるという、たましいの本質とは基本的に相容《あいい》れない性質なのです。

だからこそ、どんな人もひとたび生まれた以上、死を迎えるそのときまで、さ

まざまな困難にぶつかるのです。

そしておそらく、悩みのない人生が存在しないのと同じように、人が絶対に「悪いこと」に染まらないというのも難しいでしょう。

肉体をまとうと、自分と他人という分離感の中で生きることになり、コミュニケーションに限界があります。

ですから、心ならずも、あるいは無知ゆえに、人を傷つけたり悲しませたりするといった「悪いこと」から無縁であることはできません。

人生は、つい「悪いこと」をしてしまい、自分も人も傷つけ、悩みながら反省していくことの連続ではないでしょうか。

あるいは、だれかに「悪いこと」をされて、腹を立てたりうらんだりし、それを乗りこえようと奮闘する。それが人生なのです。

そう覚悟を決めてしまうと、人生の味わいは、むしろそこにあるのだということに気づきます。

悩んだり苦しんだりできるのも、肉体をもってこの世にいるからこそ。雲の上で、光と遊びたわむれているたましいには、決して経験できないことなのです。

たましいは、肉体をまとって地上に生まれ、心を偽ったり、人を苦しませたりするうちに、本来の輝きをくもらせてしまいます。

けれど、それは決して否定すべきことではなく、むしろそのプロセスそのものに、人生の意味があるのです。

私はそれを、鏡を磨くときと似ている、と感じます。

鏡を磨くときは、息を吹きかけてくもらせてから、磨いていきます。

同じように、肉体をまとうことで、たましいは、つかのまくもります。そして、さまざまな学びを通して、その汚れをとっていきます。

くもっては汚れをとり、またくもっては磨いていくことで、最初はかすかだったたましいの光が、どんどん輝きを増していくのではないでしょうか。

矛盾しているようですが、大きく光り輝くためには、いったん大きくくもらなくてはならないのかもしれません。

「善人なおもて往生《おうじょう》をとぐ、いわんや悪人をや」（善人でさえ、浄土《じょうど》へ生まれることができるのだから、ましてや悪人は、なおさら往生できる）という有名な言葉がありますが、もしかしたらこのことを指しているのかもしれない、と私は思います。

ひどくくもってしまったたましいは、そのくもりをとるのに、大変な学びが必要になります。

たましいから目を背《そむ》けて逃げまわり、くもったまま一生を終えるのか、それとも目覚めて課題に取り組み、やがて本当に輝き始めるのかは、本人が決めることです。

しかし、くもりが深いほど、磨くのが大変な作業であるほど、その修行を卒業したとき、たましいはみごとに輝きはじめるでしょう。

くもりの深い人と出会ったり、自分のくもりに気づいて落胆したりしたときは、たましいを光らせるチャンスがきたと、前向きに受けとめることもできるのです。

どんな出来事に出遭っても、自らたましいを磨くきっかけにしていくことはできます。それが、人生における本当の強さではないでしょうか。

生まれてきただけで、あなたは「強運の持ち主」です

この章の最後に、「精子のときの記憶（細胞の記憶）」について紹介しましょう。

生まれる前の記憶の中で、胎内記憶や誕生記憶に比べると珍しいのですが、細胞の記憶（精子記憶、卵子記憶）をもっている人は実際にいます。

細胞の形成、受精の様子、発生過程、指はあとからできてくることなど、すべてが医学的事実と一致します。一般のおとなでも知らないことを、小さな子どもが正確に描写していることに私は驚きを禁じえません。

「ぼくはイトミミズだった」という九歳の男の子は、多くの精子が卵子に向かって突入する状況を「レース」と表現していました。

「レースしているみたいに、泳いで走っている。それで、ぼくは一位になったみたいな感じ。そうしたら、このたまごになった」

精子のときの記憶を子ども時代からずっと保持している、ある三〇代の男性は、こんな不思議な話をしてくれました。

「たくさんの仲間と競争していて、大きな玉に一番でたどりついた。でも、他の仲間はみんな死んでしまった。だからその仲間の分まで、僕は生きていかなければならない」

大きな玉というのは卵子。信じられないかもしれませんが、最初に卵子にたどりついた精子だったころの記憶なのです。

この男性が言うように、受精において卵子に到達する精子は、ごく少数です。

しかも、精子もすべてが卵子に向かって泳いでいくわけではなく、自分を犠牲にして他の精子を卵子に向かわせる役割をもつものもあります。

自分が生まれた陰には、受精という大役をゆずり、命をかけて応援してくれた、たくさんの精子があったのです。

「生まれたい」と願いながら、道半ばであきらめた精子もあったかもしれません。

そう考えると、生まれてきたというだけで、どんな人でも、「さまざまな試練を乗りこえてきた強運の持ち主なのだ」と気づかされます。

そして同時に、いまの自分として生まれたことは多くの命をかけた犠牲と応援があったからこそであり、いのちをたいせつにしなければならない、と思わされるのです。

「生まれる前の記憶」の世界にようこそ②

出生のトラウマ

胎内記憶が一般の人たちに知られるようになったのは、つい最近のことです。とはいえ、誕生前後の赤ちゃんの心理については、臨床的な見地から研究が進められていました。

この分野で先駆けとなったのは、オーストリアの精神分析家オットー・ランク（一八八四〜一九三九）で、「出生のトラウマ（心の傷）」という概念を提唱しました。

これは、誕生にあたって母親から切り離されることがトラウマになるという概念で、近代の心理療法において、きわめて重要な意味をもっています。

なお、ランクの才能を見いだしたのは、精神科医で精神分析学者のジークムント・フロイト（一八五六〜一九三九）です。

フロイトは、スイスの精神科医で心理学者のカール・グスタフ・ユング（一八七五

〜一九六一）とともに、深層心理学の黎明期《れいめいき》を担いました。

深層心理学は、人間の心は重層的なあり方をしていて、顕在意識の下には無意識の層が広がっており、それらの無意識的なプロセスが日常生活の心理に大きな影響を及ぼしている、と考えています。

それらの知見を踏まえて、一九六〇年代、トランスパーソナル心理学という新しい潮流が生まれました。

トランスパーソナル心理学は、人間の意識の成長に焦点を当てた心理学で、さまざまな心理療法（サイコセラピー）を編みだしました。

退行催眠は、そんな心理療法の一種です。これは、クライアントに催眠をかけることで、忘れていた子どものころのトラウマを思い出させ、意識化することによって問題の解決をはかる、というものです。

すると、退行催眠で過去を思いだすうちに、誕生のときや胎児だったときのことを語りだすクライアントが続出しました。そのため、多くの精神医学者や心理学者がこの領域に関心を抱くようになったのです。

中でも、アメリカの心理学者デーヴィッド・チェンバレン博士の研究は、驚きをもって受け入れられました。

チェンバレン博士は、クライアントに退行催眠をかけて、妊娠や出産にまつわるエピソードを聞きだしました。さらに、母と子の両方に聞きとり調査をおこない、それぞれの記憶と事実を照合したのです。

その結果、母子の記憶は完全に一致しなかったとしても、生まれた時間、場所、分娩《ぶんべん》の方法、その場にいた人、使われた医療器具などの記憶に、九割以上の一致点があることがわかりました。しかもそこには、しばしば本人でなければ知りえない状況まで含まれていたのです。

研究成果をまとめた著書『誕生を記憶する子どもたち』は、一九八八年に出版されて、世界的な反響を呼びました。

また、アメリカの精神科医トマス・バーニー博士も、赤ちゃんの心理について重要な研究をおこなっています。

バーニー博士は、最先端の医学的心理学的知見を踏まえ、おなかの赤ちゃんにも記憶や感情があるという理論を展開し、一九八一年に著書『胎児は見ている』、二〇〇二年に『胎児は知っている母親のこころ』を出版しました。

バーニー博士とチェンバレン博士たちは、アメリカで「出生前・周産期心理学協会」を創設して、赤ちゃんの心理に関する研究を進めています。

胎内記憶の有無という研究から一歩進んで、現在は胎内記憶が人生にどのように影響するのかという研究を発展させています。

第2章

生まれる前からの「親子の絆」に気づく

——親子・家族関係が変わるヒント

「ママをえらんで生まれてきたよ」

二〇〇〇年生まれ、日本で最年少のシンガーソングライター、水谷ゆうちゃんは、デビュー曲「いっぱい大好き」で、こんなふうに歌っています。

ねぇママ私　生まれる前
ママを空から　ずっと見てたよ
優しそうだなって　ずっと見てたよ
だから私は　ママをえらんだよ
あぁ優しそうだね　神様　私は

あの人の子供になりたい　なりたい
そうしたらちっちゃい　しゃぼん玉に入れられて
ゆっくり私は　とうめいになって
おりていく　おりていく
ママのおなかに入って　赤ちゃんに
生まれて元気な　声をはりあげ……

ゆうちゃんの「記憶」に基づいたこの歌詞は、どこかなつかしい、たましいの風景を思い出させてくれます。

ゆうちゃんのように、おなかに宿ったときの記憶があるお子さんは、妊娠中のお母さんの状況を言い当てることもあります。

たとえば、なつみちゃんは、こんなふうに語っています。

「(雲の上から下をのぞいたら) お母さんは、紺《こん》に白い水玉もようのワンピースを着て、道を歩いていた。真下にふみきりがあって、車が通るところがあって、お母さんは歩道を歩いていた。お母さんを見て、この人にしようって思ったの。ほかの人もよく見えたけど、なんかお母さんに目がいって、見つけてからすぐに飛び込んでいったっていう感じ」

お母さんによると、紺に白い水玉もようのマタニティ服は確かにもっていて、妊娠八カ月くらいから着ていたと言います。また、なつみちゃんが見ていたというふみきりも、思い当たる場所があるそうです。

りゅうのすけくんは、お花見の日にお母さんのおなかに宿ったのですが、お母さんがそう話していないのに、

「ママがお花見をしていたとき、羽のある小さなハチになって、飛びながらみん

なを見ていて、ママの口に入ったんだよ」

と言いました。りゅうのすけくんは、

「ママのおなかの中には、(雲の上から) ひゅるひゅるひゅるって、入っていった。妖精《ようせい》さんたちも、いっしょに入るよ。妖精さんたちは、おなかを出たり入ったりする。先に、雲の上に帰る妖精さんもいる。残っている妖精さんたちが、体になる部分を作る。それで『できた』という合図があったら、生まれる」

とも説明しています。

「空の上にはこんな小さい子どもがいっぱいいて、これくらいの大きい人がおせわしてくれていて、小さい子たちは空の上から見ていて、あの家にするっておりていくんだ。で、ぼくもおかあさんのいるところに決めたんだ」

「向こうの国には子どもたちがいっぱいいて、上から『あのママがいい』とか『かわいい』『やさしい』と言って、みんなで見ているんだ」

仕事が忙しかったりして、なかなか赤ちゃんをもたなかったお母さんは、あとになってお子さんから文句を言われることもあります。

「パパとママを選んだんだよ。ずっと待ってたんだよ」

「お母さんはけっこう前から選んでいたけれど、忙しそうだったので、ずっと待っていました。すごく待たされた」

子どもたちは、雲の上からやきもきしながら、お母さんの様子を見守っていたのかもしれません。

生まれる前から「親子の絆《きずな》」がある。そう考えると、自分の親、あるいは子どもに不思議な縁を感じませんか？

きょうだいにも生まれる前からの絆があります

雲の上で仲よしだった友だちと、この世で再会することもあるようです。よく聞くのが、きょうだいと雲の上で遊んでいた、という話です。

「ぼくは男三人で仲間になって、みんなでどのママのところに行こうかって考えて、このママのところにきたんだよ。やさしいママだから、えらんできた」

「空の上から、二人でいっしょにお母さんを見ていたよ。『ぼくが先に行くね』と言って、生まれてきたんだよ」

「空の上には、お兄ちゃんもいたよ。最初は、お兄ちゃんになるってわからなかったけど、おうちを行き来して遊んでいた」

「雲の上では、みんなで並んで、生まれる順番を待つの。弟は、もうちょっと後ろに並んでいたから、『あとから来てね』って言ったの」


生まれる前の記憶が残っていて、これから生まれてくるきょうだいの性別や人数を当てる子もいます。

あるお母さんは、お子さんと散歩中、ふと「あなたはどこから来たの？」と尋ねました。するとお子さんは、月のほうを指して、

「あっちのほうから来た」

と答えました。お母さんが「他にだれかいたの？」と聞くと、その子は手を開いて、五本指をのばし、

「これだけで、みんなでいっしょにいた。ぼくが先に行くよって、言った」

と言いました。このお母さんは、その後、さらに四人の子を授かり、五児の母

になりました。

また、別のお母さんは三人目を妊娠中、上のお子さんに、

「お母さんのおなかに、ぼくが先頭でピューンって入って、次に、○○くん（弟）が入った。その次に入った子もいた。とっても元気な女の子。その子はちがうお母さんのところに行くんだったけど、それがイヤでぼくのあとについてきた」

と言われました。そして生まれた三人目は、元気な女の子だったそうです。

姉妹そろって、雲の上のことを覚えているケースもあります。さとみちゃんと、はるかちゃんの姉妹です。

さとみちゃん

「雲の上には、のぞき穴があって、下の世界を見ることができます。私はここから、お母さんやお父さんを見ていました。きょうだいの様子を知りたいときも、

ここからのぞきます。のぞき穴は一つしかないので、代わりばんこで見に行きます。

生まれてもいいのかな、と思って、神さまにそう言いに行ったら、『はい、いいですよ』という答えだったので、羽をもらいました。そして、下におりていきました。

（妹とは）同じお母さんがいいなと思って、じゃんけんをしました。それで、私が勝ったので、先に生まれてきたんです」

はるかちゃん

「（お母さんを選んだ理由は）覚えていない。でも、じゃんけんしたのは覚えている。私が負けて、お姉ちゃんが先に行って、『まだかな』って、望遠鏡みたいなのぞき穴から見ていた。しばらくすると、『もうそろそろいいんじゃない』って、天使が教えてくれた」

さとみちゃんは雲の上でのことを詳細に覚えていて、はるかちゃんの他にも、いっしょに遊んでいた子を知っています。お母さんは、

「幼稚園のバザーに行ったとき、知らない女の子がさとみに飛びついてきました。すごい勢いだったので私はびっくりしましたが、さとみは平然として、『あ、この子だ！　天国でいっしょに遊んでいた』と言ったのです。鳥肌《とりはだ》が立ちました」

と、語ってくれました。

ふたりは二歳ちがいですが、その後、大の仲よしになりました。

飛びついてきた女の子も生まれる前の記憶があり、最初にさとみちゃんと会ったときのことを、

「この子、知っている、って思った。なつかしいような、会ったことのあるような」

と話しています。

たくさんの女性の中から「母親」は選ばれました

雲の上の話は、科学的に実証することはできませんし、子どもたちの話は、それぞれ微妙に異なります。

それでも、一つひとつの語りの中には、子どもたちの心の真実があらわにされていると感じます。

雲の上の記憶で特徴的なのは、

「この世の様子をながめて、たくさんの女の人の中からお母さんを選ぶ」

ということです。

「生まれることは自分で決めて、神さまに教えに行く。神さまは、だめって言わない。同じお母さんを選ぶときは、いっしょに決める子もいる。ふたごになるときもある」

「生まれる前は、雲の上にいた。向こうのほうは草原だった。おとなはいない。おとなみたいな人もいるけど、みんな小さい。みんなで雲をちぎって食べていた。お店やさんみたいなところにおじいさんがいて、その人がお母さんを決めてくれた」

ほとんどの子どもが自分でお母さんを選びますが、自分で決められない子もいます。そんなときは、どこに生まれたらいいか、神さまにアドバイスをもらうそうです。

「お母さんが決まらないけれど下に行きたい子には、神さまが『このお母さんが待っているから行きなさい』って教えてくれる」

不妊治療のすえ、やっと生まれたお子さんは、お母さんに、

「あのママが待っているから行きなさい、って神さまに言われたの」
と言っています。

私の聞き取り調査で、「お父さんを選んだ」という子もいます。また、祖父母や兄弟姉妹を選んだという話もあります。

お母さんが結婚する前に「この人から生まれる」と決め、お父さんとの縁結びをした、という話も聞きます。

愛の妖精キューピッドは赤ちゃん天使の姿をしていますが、ふたりから生まれるつもりの、未来のお子さんかもしれません。

「生まれてくる前、まだお母さんのおなかの中にいなかったときは、お母さんの後ろを飛んで見守っていた。お母さんがお父さんとつき合っていたときかな。話しかけたけれど、気づいてもらえなかった」
と言うお子さんもいました。

なぜ「助けてあげたいお母さん」は人気なのか

自分でお母さんを選んだと言う子どもたちに、その理由を聞いてみると、こんな答えが返ってきます。

「やさしそうだったから」
「かわいかったから」
「かわいがってくれると思ったから」

雲の上の子どもたちに一番人気は、「やさしそうなお母さん」です。

とはいえ、子どもたちの見立ては外れることもあります。あるお母さんは、こんなふうに言っていました。

「叱ることが続いていたある日、子どもに『やさしそうだと思ったからママを選んだのに。怒ってばっかりいるなら、ぼく、空の上に帰っちゃおうかな』とつぶやかれて、ぞっとしました」

私は、同じ話を何人ものお母さんから聞いています。

ところで、「やさしそうなお母さん」と同じくらい人気があるのが、「助けてあげたいお母さん」です。

「ママが泣いていたから、ママのところに生まれたの」

「世界中を探して、一番ママがよかったの。さみしそうだったし、ぼくが来たらさみしくないかな、と思ったから」

「ママにしたのは、パパとけんかして、さみしそうだったから」

あるお子さんは、生まれてすぐご両親が離婚し、上のお子さんとともにお母さんに引き取られました。お母さんはすぐに再婚し、お継父《とう》さんは子どもたちをとてもかわいがっていたため、子どもたちには継父であると話していませんでした。

ところが、その子は信頼しているおとなに、こんなふうに言っています。

「私ね、まだお空にいるとき、パパとママがけんかしてパパがいなくなるって知っていたの。だから、生まれたのよ。うちにママはいるけど、パパはいないの。お兄ちゃんだけじゃ、私のママはがんばれないから」

子どもたちは、「やさしいママ」「きれいなママ」のもとで、のんびり育つことだけを望むわけではありません。

お母さんを選ぶ基準も、この世の価値観とは、ちょっと違っているのです。

みんなが穏やかに暮らしている「雲の上」には、困っている人も悲しんでいる人もいません。大変な思いをしている人を助けるという経験は、この世に生まれるからこそ、できることです。

子どもにとって、「お母さんを助けてあげる」ことは、何よりわくわくする冒険なのではないでしょうか。

「完璧なお母さん」なんていませんし、子ども自身も、そんなお母さんを求めているわけではありません。

雲の上から見ていた「泣いているママ」「さみしそうなママ」が、生まれた自分を抱いてにっこり笑ってくれたら、子どもは「お母さんを助けることができた」と実感して、とても嬉しくなるのです。

「ママとパパを仲良くさせるため」に生まれてくる子もいます

かつやくんは「お母さんを助けるために生まれてきた」という明確な記憶があります。

彼に、生まれる前のことについて、質問してみました。

――かつやくんは、どうしてお母さんを選んだの？

「空の上にいて、お母さんの行動をずっと見ていたの。それで、この人なら信用できるって思った。

でも、まだ子どもはできなかったから、見守ってあげることしかできなかった。

お父さんとつき合い始めてからは、この人に決めたって感じで、空からおりて、お母さんの後ろにいた」

——自分がなぜ生まれてきたのか、わかってる？

「お母さんとお父さんは、子どもが生まれないと、すぐけんかしたり離婚したりする可能性があったから、それを止めなくちゃという意味で、生まれてきた」

——お母さんとお父さんは別れちゃいけなかったの？

「うん、そのほうが幸せだから」

——子どもって、お母さんやお父さんのために生まれてくることが多いのかな。

「それはわからないけれど、そういう使命があって生まれてくる子も少なくないんじゃないかなあ」

——赤ちゃんが生まれてから、けんかが増えて離婚してしまう家族もいるよ。そういう場合は、子どもにとって、そのお母さんのところに生まれることには、どんな意味があるんだろう。

「未来を読んで生まれてくる子もいれば、いま幸せになるためにとかいう理由で、後先を考えないで生まれてくる子どももいる」

――お母さんのおなかに入ることって、嬉しいことなの？　来たくないのに来ちゃった、っていう赤ちゃんもいるのかな。

「それはないと思う」

日本には、昔から「子はかすがい」という言葉があります。子どもかわいさが、夫婦の絆を強める、という意味です。

子ども自身が、ご両親のかすがいになろうとして生まれてくるのだとしたら、わが子をますます愛《いと》おしく、かけがえのない存在と感じられるのではないでしょうか。

子どもは、生まれる前から、そして生まれたあとも、ママとパパのハートをつなぐキューピッドなのです。

どんなお産も、かけがえのない、すばらしいお産

赤ちゃんは、いつも元気に産声《うぶごえ》をあげるわけではありません。せっかく宿ったいのちが、すぐに雲の上に帰っていってしまうこともあります。そんなときのお母さんの嘆きは、いたましいものです。

とはいえ、生まれる前の記憶からながめると、赤ちゃん自身の意志が働いて、流産や死産になるというケースも、しばしばあるようです。

たとえば、かつやくんに、「おなかの中で死んでしまう子や、生まれてすぐ死んでしまう子は、どうしてこの世にやってきたのかな」と聞いてみたところ、こんな答えが返ってきました。

「未来を見ておなかに入った子なら、おなかで死んでしまうことを知っていて、わざわざそのお母さんのところに自分から入っていく。だから、その子にとって、その経験が必要ということかなあ。でも、いったんおなかに入ってから、このお母さんはダメだなって思って、自分から雲の上に帰っていく子もいる」

さとみちゃんとは、こんな会話をしています。

――人間は、どうして生まれてくるんだと思う？

「いろんなことに役立つように生まれてくるんだと思います」

――赤ちゃんが最初に役に立ちたいのは、お母さんかな？

「お母さんとか、お父さんとか」

――でも、おなかの中で死んでしまう赤ちゃんもいるよね。そんな赤ちゃんたちは、何のためにおなかに宿るのだろう。

「死んでしまう赤ちゃんは、『外の世界を早く見たい』っていう気持ちから、途中で雲の上に引き返すことになっても、おなかに入ることが多いのだと思います。それから、お母さんにいのちの大切さとかを知らせたくて来ることもあります」

――流産することで、お母さんの役に立つ赤ちゃんもいるのかな。

「そうだと思います。それに、役に立って嬉しいっていう気持ちがあります」

――赤ちゃんが雲の上に還ると、お母さんはとても悲しむよ。そんなお母さんに対して、赤ちゃんはどう思っているのかな。

「『生まれ変わって、またお母さんを喜ばせよう』とか、『悲しませて残念だから、次はがんばろう』って思います。それに、赤ちゃんはすぐに雲の上に還っていくのではなく、天使さんといろんなところを見て回ってから還ることもあります」

私は、生まれる前の記憶を聞くうちに、お産の本質は、母と子のたましいの出会いなのだ、と考えるようになりました。

その意味では、受精の瞬間が赤ちゃんにとってこの世に生まれたということなのです。赤ちゃんが小さく生まれても大きく生まれても、生きていても亡くなって外に出ても、**すべてかけがえのない、たいせつな、すばらしいお産なのです。**

赤ちゃんがおなかに宿った――ただそれだけで、お母さんと赤ちゃんは、尊いたましいの出会いを果たしています。

たいせつなのは、その出会いを、お母さんがどんなふうに受けとめていくかではないでしょうか。

赤ちゃんが雲の上に還っていく理由はさまざまです。ですから、お母さんが赤ちゃんから受けとるメッセージも、人により異なります。

私は、赤ちゃんを亡くしたお母さんたちから、胸を打つご報告をたくさんいただいています。

「いのちの尊さに気づかせてもらいました」

「上の子をもっとかわいがろうと思いました」

「家族との関わりを考え直しました」

「この経験をきっかけに、たいせつな友だちができました」

「夫との絆が深まりました」

「自分をもっとたいせつにしようと思いました」


お母さんに涙をもたらすお産もあります。

それでも、お母さんがその体験から何かをくみとるなら、「お母さんの役に立つ」という赤ちゃんの願いはかなうのです。

悲しみが深ければ深いほど、どうか、赤ちゃんが命がけで伝えようとしたメッセージを受けとってほしいと思います。

おなかの中から「子育て」は始まっています

生まれる前の記憶を調べていると、母と子が深いたましいの縁で結ばれていることに心を打たれます。

子どもは、ともにたましいの成長を遂げるすばらしいパートナーとしてお母さんを選び、この世に生まれてくるのです。

ところが、虐待のケースに見られるように、親が子どもの思いを受けとめきれない状況もあります。それでも、子育てのプロセスで親自身の生き方や世界観が広がっていき、子どもとの関係が変わっていくことは、よくあります。

たとえば、お子さんがある程度大きくなってから、おなかの赤ちゃんのころの記憶があることを知ったお母さんが、妊娠をすぐに喜べなかったことを思いだして、気にされることがあります。

基本的には、子どもはお母さんの真意を感じとるので、お母さんが「申し訳なかった」と心から思うなら、それだけで気持ちは通じます。

特に、生きづらさを抱えたお母さんを助けようとして生まれてきた子は、そんな事情はもとより承知でしょう。

とはいえ、妊娠を喜んでもらえると思ってはりきって宿った子や、とても繊細な子は、お母さんの反応に傷ついているかもしれません。

ですから、「あなたがおなかに来たときは、突然のことでびっくりしたわ。でも、生まれてくれて嬉しいわ」と、心をこめて話しかけるといいと思います。

母子だから言葉にしなくてもわかるはずと過信するのではなく、あえて気持ちを伝えあうことがたいせつです。

というのも、残念ながら、赤ちゃんがお母さんの気持ちを勘違いすることも、まれにあるようだからです。

そして、その勘違いが、おとなになっても尾を引き、根拠のはっきりしない不安や、母親に対する不信感につながることがあるのです。

たとえば、ある男性は、お母さんがおなかにいる自分を殺そうとするというイメージに、ずっと苦しんでいました。ところが、あるとき思いあまってお母さんに尋ねたところ、事実はまったく違いました。

お母さんはいとこを出産事故で亡くしていたので、お産を前に、万一のことを思って、お父さんに遺書を書いていたのです。男性は、その死のイメージを自分が殺されると感じとっていたのです。

おなかの赤ちゃんは、お母さんがイライラすると「自分に腹を立てている」と思いこんだり、お母さんが悲しんでいると「自分がいるから悲しいんだ」と傷ついたりすることもあるようです。

そして、不安のあまり、生まれたあと、無意識のうちにお母さんに叱られるようなことをして、叱られると、「やっぱり自分はいらない子だ」と確認する傾向があります。

「自分は、だれからも必要とされない存在ではないか」

という、漠然とした不安を引きずっているとしたら、その不安は、もしかしたら、お母さんのおなかの中にいたころまで、さかのぼるかもしれません。

そして過去を振り返るときは、おとなとして、当時のお母さんの事情に思いを寄せてみましょう。お母さんにとって、妊娠という一生の一大事を受けとめるには、まだ若すぎたり、他にもいろいろな難しい事情があったりしたのかもしれません。

そう気づいたとき、生きづらさをもたらしている原因の一部が、きっと少し軽くなることでしょう。

「いま」を変えると、過去や未来の親子関係まで変わります

「自分はお母さんに愛されていない」「生まれてきてよかったと思えない」と苦しむ人がいるように、「わが子を愛せない」「どうしてもかわいいと思えない」と悩んでいるお母さんもいます。

私はたくさんのお母さんと接する立場にいますので、子どもの愛し方がわからないお母さんの苦しみを、ときおり耳にします。

「叩いてはいけない、と頭ではわかっているのですが、気づくと叩いてしまっているんです」

と涙を流されるお母さんもいます。

母親を助けるために来たのに折檻《せっかん》される子どものつらさを思うと心が痛みますが、そんなお母さんを「叩いてはダメ」と叱責《しっせき》しても、問題がすぐに解決することはありません。

「叩いてしまうのですね。どうして叩いてしまうのですか。どんなときに叩いてしまいますか」と、お母さんを否定するのではなく、背景を一つひとつ丁寧に解きほぐすことがたいせつです。

お母さんが体力的に限界なら、子どもの世話をしてくれる人を見つけて、体調をととのえる必要があるかもしれません。

子育て環境をととのえながら、苦しみの根本を見つめていくと、お母さん自身の胎内から幼少期の成長過程に原因があることはよくあります。

いまの子育ての現役世代の多くは、「抱きぐせ」をつけてはいけない、と教わった親御さんに育てられた世代です。

戦後、アメリカから入ってきた子育ては、添い寝やだっこは控えるよう勧められていました（109ページ参照）。

愛された実感がなく、自己否定を抱えたまま親となった人が、どのようにわが子に愛を伝えたらいいか戸惑うのは、しかたないことでしょう。

「自分の親のような子育てはしたくない」と思いながら、子どもに自分と同じつらい体験をさせることを繰り返してしまう人もたくさんいます。

つまり、親の苦悩が子どもに伝達されてしまうのです。

この世代間伝達は、心理学的には「虐待の連鎖」と呼ばれます。

私は講演会で話すときは、「○○家の呪い」と表現しています。これは、まさに「呪い」なのです。どうしようもなく体がそのように動いてしまうのが、「呪い」が「呪い」たるゆえんです。

「子どもを愛せない」自分を責め続けたところで、ストレスになるばかりで、かえって子どもと向き合う気持ちのゆとりをなくしてしまいます。

呪いを解くには、まずは自分と親との関わりを見つめ直すことがたいせつです。

そしてしばしば、そこには「親に愛されなかったこと」に対する、深い悲しみがあるのです。

そのとき、自分の体験を振り返って考え、気づいてほしいのは、愛を伝えられなかった親世代も、また苦しみを抱えていた、ということです。

うつ病についてのコラムに、ある心理学の先生が、

「いまのあなたの苦しみは、〈親のせい〉が八〇パーセント、〈あなたのせい〉が二〇パーセント。でも、その〈親のせい〉の八〇パーセントのうち八〇パーセント、つまり六四パーセントが〈親の親（祖父母）のせい〉です」

というコメントを寄せていました。

つまり、苦しみについては、「〈あなたのせい〉が二〇パーセント、〈親のせい〉が一六パーセント」というわけです。

これは、家庭環境のかなりの部分が、次の世代に引き継がれるということを解説するとともに、親の世代も、その前の世代からの課題を背負わされてきたのだ、

と気づかせてくれます。

「お母さんも私を愛していたけれど、うまく伝えられなかっただけだ。お母さんもおばあちゃんから愛情を感じられずに育ち、つらかったのかもしれない」

というように、お母さんの過去を受け入れると、

「私が生まれても、お母さんに幸せを贈ることができなかった」

という悲しみから解放されるでしょう。

そんなふうに、自分の過去を受け入れることによって、いまのわが子との関わりも、自然に変わっていくはずです。

すでに生じた出来事そのものは変えられなくても、「いま」の意識のもち方を変えると、過去は違って見えてきます。

すると、必然的に流れが切り替わり、新しい未来が開かれていくのです。

「いま」を変えることで、過去も未来も変わっていく。

それほどの力を、いま生きる私たちは手にしているのです。

難しい親子関係から見えてくる「学び」とは

生まれる前の記憶には、いのちの尊さに気づかせ、生きる喜びを思い出させる何かがあります。

全国で講演していると、「生まれる前の記憶を知ってから、人生が変わりました」という方に、よくお会いします。

たとえば、こんな方もいらっしゃいます。

私が物心ついたときから両親は不仲で、のちに離婚しました。私は両親からも母の再婚相手からも虐待されて、おとなの身勝手さをうらみ、「なぜ、こんな家に生まれてきたのだろう」と嘆いていました。

当時のことは、思い出すと動悸《どうき》がするほどです。けれど、長男の誕生をきっかけに、私は胎内記憶を知り、大きく変わりました。

長男には生まれる前の記憶があって、お空にいたときのことを話してくれます。「赤ちゃんには意思も感情もあり、学びのために親を選んで生まれてくる」と考えると、腑《ふ》に落ちることが多々あるのです。

両親が私を虐待した背景も理解できるようになりました。ふたりともじゅうぶんな愛情を受けずに育ち、愛を知らないまま親になって、わが子をどう愛したらいいか、わからなかったのです。

また、私はずっと自分の性別に違和感がありましたが、その理由もわかりました。わが家は女系家族で、しかも私は一人っ子です。「男の子がほしい」「男の子がよかった」という親の不満を、私は母の胎内にいたときから感じとっていたのです。

この女性は、三人の子のお母さんになり、子育てをしながら、ご自身のインナーチャイルド（心の中の子ども）のケアに取り組んでいます。

さらに、サークルやイベントで、赤ちゃんと対話するたいせつさを伝え、お母さんのおなかの中で体験したことはその子の人生に大きな影響を及ぼすことを、妊産婦さんたちにお話しする活動をしています。

「胎内記憶を手がかりに、私は人生の使命ときちんと向き合えるようになりました。

幼少期の困難には、人生の使命が隠されているといわれますが、まさにその通りだと感じます。私の取り組みが、虐待や子育てに悩んでいる方たちの小さな光になるといいなと願っています」

生まれる前の記憶を手がかりに、つらい過去を学びの体験に変え、ご自身の人生のミッションを見つけて、たましいの世界とこの世をつなぐ役割を果たされていることは、すばらしいと思います。

「いのちの原点」に気づくと、親子関係が一変します

胎内記憶を知ったことがきっかけになり、ドキュメンタリー映画『うまれる』を撮影されたのが、豪田トモ監督です。

この映画に登場するのは、両親の不仲や虐待の経験から親になることにとまどいを感じるご夫婦、出産予定日に死産を経験したご夫婦、子どもを望んでも授からない人生を受け入れたご夫婦、完治しない障がいをもつお子さんを育てるご夫婦で、それぞれの視点からいのちのきらめきを伝えてくれます。

豪田監督は、映画『うまれる』の製作は、ご自身の親子関係を見つめ直すことから始まった、と語っています。

そして、著書『えらんでうまれてきたよ』(二見書房)でご自身の半生を振り返り、次のように述べられています。

「ぼくが最初に胎内記憶を知ったのは、池川明先生の講演会でした。講演の様子をビデオ撮影していると、先生は、

『三歳では三〇パーセントくらいの子に胎内記憶があります。さらに、おなかに宿る前のことを覚えている子もたくさんいます。生まれる前、赤ちゃんたちは雲の上のような心地よい場所にいて、自ら親を選び、この世にやって来るのです』

とお話しになりました。

ぼくは、その場でカメラを倒しそうになるほどの衝撃を受けました。大きな感動に包まれ、しばらく手の震えが止まりませんでした。

『子どもは親を選んで生まれてくる』という言葉が、なぜか心に素直に飛びこんできました。そして、ずっと抱えてきた疑問が解けていくことに気づいたのです。

じつは、ぼくは物心ついたころから、親に本当に愛されているのかという不信が、心を離れませんでした。ぼくには四歳年下の弟がいて、右の目が半分開かない状態で生まれました。弟は入退院と手術を繰り返し、発達もゆっくりでした。母は弟の世話に追われ、父は仕事に邁進《まいしん》して家庭を顧みることがほとんどなく、家庭にはしばしば険悪なムードが漂っていました。

親に対する反感は募るばかりで、思春期のぼくの心はズタズタでした。自分の存在意義が見いだせず、「自分は何のために生まれてきたのだろう」と悩みました。心が荒《すさ》んで、物事の否定的な面ばかりが目につきました。そんな苦しみは、つい最近まで続いていたような気がします」

やがて、豪田監督は、心の葛藤《かっとう》を抱えたまま結婚しました。そして「映画監督になる」という夢に邁進する中で、家庭を顧みない日々が続き、離婚に至りました。当時を振り返り、豪田監督はこう語ります。

「自分には『家族』という概念が極端に欠けていた、と気づきました。幼いころからの親への反発から、夫であること、父になることというイメージがもてず、結果的に、自分の父のような『家庭よりも仕事』の男になっていました。

親子関係は、無意識のうちに連鎖するようだ。今後、もしぼくが父親になっても、わが子はぼくのように親の愛情を実感できないかもしれない。そう考えると、怖くなりました」

豪田監督は、「親との関係を立て直したい」と考えるようになりました。けれど、ご両親は、映画監督という道を選んだ息子をなかなか認められず、親子の距離はますます離れていきました。そんなとき、豪田監督は「胎内記憶」と出会ったのです。

「ぼくはそれまで『好きで生まれたのじゃない』と思っていました。でも、もし、ぼくも自ら望んで生まれてきたとしたら。雲の上から『助けてあげたい』と思って、親を選んできたとしたら。

『愛してくれない』と不満を募らせてきたけれど、ぼくは親を助けたことはあるだろうか。ぼくから親を愛したことはあるだろうか。もしかしたら、親はぼくを愛していたのに、ぼくが気づかなかっただけかもしれない。

いのちという原点に向き合うことで、親との関係を築き直したい。そんな思いから、ぼくは『うまれる』という映画を製作しました。

そして、リサーチを重ねるほど、生まれてくることも、生きることも、奇跡の連続であることに気づいたのです」

豪田監督は、さまざまな家族をファインダー越しに追いかけ、赤ちゃんが生まれて笑顔を浮かべるご夫婦の姿を見つめ続けました。

そしてある日、自分が赤ちゃんだったころのアルバムをめくると、そこに写っていたご両親は、やはり幸せな笑顔を浮かべていたのです。

それを見たとたん、豪田監督は「自分は愛されていたのだ」と、目が覚める思いをしました。ご両親に対する否定的な感情は消えていき、「産んでくれてありがとう」と心から感じられるようになりました。そして、その感謝をご両親に伝えたとたん、親子関係はよい方向にガラリと変わったそうです。

映画『うまれる』は、いのちの原点を問う力作ですが、それは豪田監督ご自身のたましいの歩みが刻まれているからでしょう。

障がいのある子のごきょうだいは、専門の心理的ケアが必要といわれるほど、さまざまなストレスを抱えています。豪田監督が抱えてきた重石《おもし》は、相当なものだったはずです。

生まれる前の記憶をきっかけに、自分の人生を引き受け、主体的に選びとった豪田監督。ここにも、人生のミッションを見つけて、たましいの成長の道を着実に歩み始めた人がいます。

「生まれる前の記憶」の世界にようこそ③

「三つ子のたましい百まで」の本当の意味

おとなになっても自分を信じられず、自分らしい生き方ができない根っこには、自分を信じる力を損ねてきた、間違った子育ての影響があるのではないでしょうか。

アメリカの犯罪医学の知見によると、脳の発達に重要なのは、「妊娠してから三三カ月間」です。

「三つ子のたましい百まで」といいますが、これは満三歳までが人生を決定づけるという意味ではなく、おなかの中の九カ月に生後二年を加えた三三カ月間が、人生を決定づけるということです。その間にいかに母子の絆を深めるかが、その人の生き方に大きな影響を及ぼすのです。

ところが、その最もたいせつな時期の当たり前の子育てが、戦後ＧＨＱの指導で失われてしまいました。親子関係におけるトラウマを自覚する人が増えていますが、そこには、お産と子育てをめぐる社会的な背景がある、と私は思います。

戦後のお産を振り返ると、自宅出産から病院での出産へ、母子同室から母子別室へ、という流れがあります。これは、お母さんにとっても赤ちゃんにとっても、とんでもないことだったのです。

生後数時間、ガラスケースに入っていたお子さんは、「早くお母さんにだっこしてほしかったのに、ガラスに入っていた」と語っています。また、ある女性は退行催眠によって、「状態観察のため母から引き離されたとき、母に見捨てられたと感じて、とても傷ついたことを思い出しました」と言っています。

赤ちゃんの心は繊細です。生後すぐに別室に引き離され、添い寝やだっこを奪われた子どもたちは、どれほどつらい思いをしたことでしょう。

お母さんにとっても、産後にすぐ赤ちゃんを手元から奪われてしまうと、母性愛を育むチャンスを失ってしまいます。

赤ちゃんをだっこして授乳すると、お母さんの体内でオキシトシンというホルモンが分泌されます。これは別名「愛情ホルモン」と呼ばれ、母子の愛着と絆を強める作用があります。お産直後の母子分離は、生理的にも不自然なのです。

じつは、一九八〇年、オーコナー博士は、生後二日間に一日に一二時間以上母親と一緒だったグループと一二時間以下だったグループを比較し、一二時間以上一緒だと、のちに虐待される可能性が低い、という論文を発表しています。日本は、欠点を指摘されていた方法を良かれと思い推進してしまったのです。

お産と子育てをめぐる状況が深刻になった転換点は、一九六四年です。この年、『赤ちゃん～その幸せのために～』という小冊子が、母子手帳の副読本として、全国の家庭に一五〇〇万冊も配布されました。そこには、自立心を養うためと称して、添い寝やだっこは控えるよう勧められていました。

これをまともに受けとったお母さんは、赤ちゃんを抱き上げたい衝動をこらえてまで、赤ちゃんと触れ合う時間を減らしてしまいました。じつは、その世代の赤ちゃんが思春期になったころから、社会的に、家庭内暴力、校内暴力などが増えているのです。

「生まれてこなければよかった」という子どもが増えたのは、戦後の「だっこしてはいけない」という子育てに問題がある、と私は考えます。

また、「わが子を愛せない」という母親も増えています。こうした親子関係のゆがみは、その親ひとりに原因があるわけではなく、そうならざるをえない社会環境もあったのです。

もし、それが本当であるなら、また改善することができるはずです。

私は「脳内記憶」にその大きな可能性があることを感じています。

第3章

だれでも「人の役に立つ」ために生まれてくる

――生きる目的と使命に気づくヒント

どんな人生にも「使命」があります

生まれる前のことを覚えているお子さんの多くが、人は「役に立つために生まれてくる」と語っています。

そんな話を聞いていると、思い出す物語があります。それは、メーテルリンクの『青い鳥』です。

物語では、主人公のチルチルとミチルが、幸せの青い鳥を探しに旅に出て、「思い出の国」「夜の宮殿」「未来の王国」などを探しまわりますが、その中に「子どもの国」があります。

「子どもの国」では、これからこの世に来ようとしている子どもたちが、生まれる順番を楽しみに待っています。そして、「みんなの役に立つ」という希望を胸に抱きながら、計算したり、器械をいじったりしているのです。

これは、子どもたちの「役に立つために生まれてくる」という記憶と、不思議な一致を見せています。

『青い鳥』は子ども向けの童話と考えられていますが、生まれる前の記憶を知ってから読み直すと、とても味わい深いものがあります。もしかしたら、メーテルリンク本人も、雲の上にいたときのことを覚えていたのかもしれません。

生まれる前の記憶によると、子どもたちは生まれてくるにあたり、それぞれ人生のミッションを掲げています。

生まれ変わりを繰り返す中で、たましいは成長を遂げようとしています。そして、その道筋として、「人の役に立つ」ことをミッションとしているようなのです。

私は、子どもたちの話を聞くうちに、生まれてくるミッションは大きく二つに分けられることに気づきました。

（1）親、特にお母さんの役に立つこと
（2）自分の人生のテーマを追求すること

（1）については、子どもたちの数々の言葉があります。

「お母さんがさみしそうだったから、笑ってほしかった」

「楽しい家族にしたかったから、生まれてきた」

「ぼくが生まれたら、お父さんとお母さんが仲よくなると思った」

「ママを守るために、生まれてきたんだよ」

「ママは、赤ちゃんがほしいって、泣いていた。だから、来たのよ」


子どもは、おなかに宿る前からお母さんが大好きで、お母さんの役に立ちたいと願っているのです。

（2）については、こんな言葉があります。

「女優さんになりたかったから、ママを選んだの。お空からたくさんの階段がいろんなお母さんにつながっていたけど、ママが一番きれいだったから、ママなら女優さんにしてくれると思ったの」

こう語ったお子さんは、自分から望んで、芸能プロダクションに所属していました。レッスンが厳しく挫折しそうになったとき、その子の記憶は、母子を支えてくれたそうです。

また、前に紹介した、病気を選んで生まれてきたというりおくんは、「病気で生まれる子や、お母さんたちを励ます」ことのほかに、「心の目で見ることを忘れてしまった人間に、心のたいせつさを思い出してもらう」という夢があるそうです。

りおくんの言葉を集めた詩集は、お母さんが仕事で知り合った編集者さんが出版することになりました。その意味でも、りおくんははっきりしたミッションとともに、お母さんのもとに生まれてきたのだと思います。

「親の役に立つステップ」から「人の役に立つステップ」へ

もっとも、早いうちから自分の人生の具体的なテーマを自覚しているお子さんは、それほど多くありません。

「つ」がつくうちは神の子といいますが、八歳から九歳くらいのあいだに、（1）のステップを卒業して、（2）のステップに進むのだと思います。

お母さんに幸せを運ぶことができた、と実感した子どもは、ミッションを果たした自信をもって、次の自分自身の人生の目標に歩みだします。

それは、童話『青い鳥』が描きだしたように、「自分の得意なことを通して、人の役に立つ」というステップです。

前に述べたように、雲の上の記憶によると、たましいは自らいろいろ経験するため、この世に生まれてくると考えられます。そして、たましいが成長を遂げるには、「人の役に立つ」というミッションが与えられるようなのです。

とはいえ、「親、特にお母さんの役に立つ」というステップは、必ずしも順調に進むとはかぎりません。

極端な例ですが、「お母さんの役に立ちたい」という願いが強い子どもが、深刻な生きづらさを抱えているお母さんに宿ることがあります。たとえば、さまざまな問題を抱え、虐待に走ってしまうお母さんです。

子どもがお母さんを選んでくるなら、なぜ自分を虐待する人のもとに生まれるのか、私はずっと疑問に思っていました。

けれど、生まれる前の記憶がある子どもたちは、虐待するお母さんのもとに生まれる子どもも、そうとわかって生まれてくる、といいます。

かつやくんは、「お母さんがそれ以上の犯罪を重ねないため」といい、さとみちゃんは「いのちの尊さを教えるため」と語っています。

他にも、あるお子さんは、

「怖いママには、（神さまは）もっとかわいい赤ちゃんをあげるんだよ。かわいいと、いじめないから。そういうママはかわいそうだから、赤ちゃんをあげるんだ」

と語ってきました。

しかし、誤解のないようお伝えしますが、虐待されるために親を選んだとは言いません。やはり、いじめられるのは嫌だからいじめられないよう願いを込めて、かわいく生まれると語る子もいるのです。心理的虐待を含めて、そうしなければならないような厳しい状況の母親を助けるために、そしてその親を幸せにするために願いを込めて選んでいるのです。

「あなたは私の役に立った」という感謝の想いを伝えましょう

前項の話は極端なケースですが、そこまで深刻でなくても、親子のすれ違いはよくあります。そこで、「お母さんに幸せを運ぶ」というミッションを達成できたと実感できず、傷ついている子どもはたくさんいます。

そんな子どもが思春期に入ると、「自分の人生のテーマを追求する」というステップに踏みだせず、大混乱をきたすことがあります。

思春期は、子どもがおとなの入り口に立つだけでなく、雲の上の記憶が意識の奥底に埋もれていく時期でもあります。

というのも、そのころに性ホルモンの分泌が活発になり、脳のコントロールが利かなくなるからです。脳のしくみや機能が変わって、それまでのように「雲の上との通信アンテナ」として働かなくなります。

肉体はたましいが宿るすみかであると同時に、たましいを他と隔てる金庫でもあります。幼いときは金庫の扉が開いていて、たましいの無条件の愛を親に注げるのですが、その扉は成長にしたがって次第に閉じていきます。

お母さんの役に立てた実感がないまま、雲の上との回路が切れてしまった子どもは道を見失い、ひどく荒れます。

自分を本当に愛してくれているのか試したり、親自身は自分の人生を生きているのか、激しい問いを突きつけたりします。

それでも望む手ごたえが得られないときは、自ら決めてこの世に生まれてきたことを忘れ、「好きで生まれてきたんじゃない！」と叫ぶかもしれません。

親子関係が試練の場になってしまったとき、親御さんからお子さんに特に伝えてもらいたいのは、「生まれてくれて、ありがとう」という言葉です。

「何ができるからいい子」「何をしたから大事な子」という条件のまったくないところで、その子の存在そのものを認め、その思いを表現することがたいせつです。

人は、人の役に立つために生まれてきます。

「生まれてくれて、ありがとう」という言葉は、その人の存在そのものに対する、感謝の表現です。

そして、感謝されるというのは、「あなたは私の役に立ちましたよ」という評価ですから、感謝されたほうは人生のミッションを果たしていることになり、最高の喜びになります。

その意味では、難しい親子関係は、親も子も「何のために生きるのか」という根本を見つめ直し、「人のために役立つ」という人生のミッションを思い出して、たましいの成長を遂げるチャンスといえるかもしれません。

荒れている子は、自分の「生きている意味」を見つけたくて苦しんでいるだけでなく、親にも同じ問いを突きつけています。

親が子どもに「生まれてくれて、ありがとう」と伝え、その丸ごとを受けとめるとき、親もまた、自分の生き方を振り返ります。

そして親も、「ありのままの自分を、親に認めてもらいたかった」という、心の奥の思いに気づくかもしれません。

わが子に対して、「生まれてくれて、ありがとう」という言葉をかけるとき、その言葉は親自身の心にそのまま返ってくるでしょう。

すると、子ども時代の苦しみは癒され、人生の目的は「人のために役立つ」ことなのだという基本に立ち返ることができるのです。

人は皆、金の稲穂の種を心の中に持っています。その金の稲穂を大きく実らせるのが「（あなたは）私の役に立った」という人からの感謝の想いなのです。

「たましいが喜ぶこと」を選びましょう

私はときどき、「人生のミッションとして具体的に取り組むことを見つけるには、どうしたらいいでしょうか」という質問を受けることがあります。

現代の子育ては、とても混乱しています。この複雑な社会で、問題の多い環境で育った人には、進むべき道が見えてこないこともあるでしょう。

それでも、私たちはこういう時代をあえて選んで生まれてきたのですから、その試練にも、きっと意味があるのです。

人生のミッションを、社会的な成功に求める人もいます。それしか見えないうちは、それを追いかけるのが、その人にとって必要なことなのでしょう。

とはいえ、たましいが求める人生のミッションは、もっとシンプルです。人は、人の役に立つために生まれてきますし、人はそれぞれ違った個性をそなえています。

つまり、自分の好きなこと、得意なことをおこないつつ、人の役に立てることが、最も自然なミッションではないでしょうか。

本当に好きなこと、得意なことは、たましいが喜ぶことです。たましいの心地よさを感じとるには感性が必要で、直感を働かせなくてはなりません。

また、いくら自分が夢中になれることであっても、だれかに迷惑をかけるなら人生のミッションとはいえません。ですから、自分のしていることが本当に人の役に立っているのか、感性で感じたことを知性によって判断する必要があります。

役に立っているかどうか、最もわかりやすい目安は、自分の行動が人に感謝されるかどうかです。

感性と知性をともに働かせるという点で参考になるのは、ダウジングの技法の考え方です。

ダウジングとは振り子をもち、その振れ方の規則性によって「イエス」「ノー」を見つけていく方法です。ダウジングのしくみは、筋肉の無意識の反射であり、顕在意識ではわからない混在意識の情報を引き出すことができます。

ダウジングは、直感力に頼った技法だと考える人も多いようです。

しかし、じつはダウジングの達人によると、正しい答えを導きだすには、すべて直感に頼るのではなく、知性の中で答えを反芻《はんすう》し、直感と知性を融合させることがたいせつだというのです。

ダウジングは、目には見えない地下水脈を探知するために、世界中で昔から使われてきました。私たちのたましいにも、目に見えない奥深くに、豊かな才能の水脈が流れています。

直感と知性を基に、たゆまぬ歩みを続けていきましょう。すると、人生のミッションは、少しずつ明らかになっていくはずです。

生まれる前に約束したことは、人生の出来事を通して気づくことができます

人生のミッションとは、「生まれる前に神さまと約束してきたこと」と言いかえてもいいかもしれません。

十二歳のありとくんは、生まれる前のことを、はっきり覚えています。雲や空があるところより、もっと上の天で、遠くに地球が見えました。

ありとくんのいた天には、何人かの神さまがいました。男の人や女の人、若い人や年取っている人もいました。

神さまは、そこで生まれる前の人たちとおしゃべりしたり、死んで戻ってきた人たちとおしゃべりするために、別の空に行ったりしていました。

天には色も形もさまざまなすべり台がたくさんあって、すべり台を一個ずつ見ていくと、どんなお母さんにつながっているのか、性格や住んでいるところなど、イメージでぼんやり見えてきます。

ありとくんによると、この世に生まれることを決めたら、神さまと「二つの約束」をするそうです。

生まれる人それぞれによってちがうけど、一つは「人の役に立つことをする」ということ。もう一つは「自分が楽しむ」ということ。

ありとくんは、いまのママにつながっている、ピンク色のハートのすべり台を選びました。

「どうしてママを選んだの？」と聞いたら、「おっちょこちょいでかわいいママにした。ママを助けようと思ったから」と教えてくれました。

すべり台は、ドームみたいに覆われていますが、神さまとやりとりはできたそうです。

「まちがったすべり台に乗っちゃった」と思ったら、神さまにいうと、すべっている途中でも止めにきてくれます。進みすぎるとキャンセルできなくなりますが、すべり台はとても長いので、時間はたっぷりあります。

まぶしい黄色の光の中をすべっていって、シュッという感じで暗いところに入っていくと、もうおなかの中です。

おなかの中は、ホワーンとしたあたたかい感じがして、声も聴こえるし、お母さんの気持ちも伝わってきます。おへそのあたりに明かりが見えて、外の景色を眺めることもできます。おなかに入ってしばらくの間は、魂だけ体を抜けて、お母さんを上から眺めることもできるそうです。

じつは、ありとくんのママ誕生のいきさつにも、エピソードがあります。

ありとくんのママのご両親、つまり、ありとくんのおじいちゃんおばあちゃんは、長男と長女だったため、ひいおじいちゃんから結婚を猛反対されました。だいすき同士だったので、どうしてもいっしょになりたかったありとくんのおじいちゃんおばあちゃんは、あかちゃんを授かったらいっしょになれるかもと思いました。そして産科を受診すると、妊娠している可能性があると言われましたが、それから体調の変化はなく、おなかもまったく大きくなりませんでした。そこでありとくんのおばあちゃんは「もし、わたしのおなかにあかちゃんがいて、その子が世の中の人の役に立つ子なら、生まれてきてくれますように」とお祈りして、通院はその一度きりでやめてしまいました。

ところが、ある日おなかがとっても痛くなって病院に行ったら、なんと陣痛で、ありとくんのママが生まれたのです。妊娠してもおなかの大きさが目立たない人はまれにいますが、生まれるまで一ミリもおなかが出ずに、お母さん本人も気づかないまま出産を迎えたケースは、とても珍しいです。

ありとくんに、こんな質問をしてみました。

——生まれる前に神さまと約束したことを、忘れちゃう人も多いよね。そんなときは、どうしたら思い出せるかな。

「忘れていると、約束を思い出すための出来事が起きてくる。神さまからのメッセージみたいに」

——それでも思い出せないでいると、どうなるの。

「気づくまで、また同じような出来事が起きる。でも、自分では気づいていなくても、無意識のうちに約束を思い出しているときもある」

——その「出来事」は、いやな出来事なのかな。

「いやな出来事とはかぎらない。幸せな出来事を通して、幸せに気づくこともある」

人間の判断する「いい」「悪い」は、神さまのメッセージとは、関係ないのかもしれません。

ありとくんは、「将来は産婦人科のお医者さんになって、池川先生の研究を継ぎたい」という夢を語っていて、とても楽しみです。

ミッションへの道は上り道。だから人生、苦しいときもあります

人生のミッションに向かっているときは、表面的なレベルで苦しいと感じることもあります。

たとえば、流れの中で取り組まざるをえないことや、つらいけれど心から打ちこめることは、人生のミッションに近づいています。

ちょうど、リハビリに似ているかもしれません。リハビリの最中は「なぜ、こんなつらいことを」とうんざりしても、一生懸命取り組むうちに、体の自由が戻ります。そして、自分にはリハビリが必要だったことに気づき、自由に動くようになった体で、新しい生活が始まるのです。

人生を実り豊かなものにするには、目先の快適さにごまかされず、中長期的な目標を設定して努力することもたいせつです。人生のイメージをもち、それに向けて努力していく人は、いずれ大きな花を咲かせるでしょう。

もっとも、その目標は、人によりさまざまです。人生を山登りにたとえるなら、富士山を目指す人もいれば、丘陵をハイキングしたい人も、公園の散策を楽しみたい人もいます。

富士山には富士山の、丘陵には丘陵の、公園には公園の味わいがあり、自分にふさわしい人生の中でそれぞれの喜びを見つけていくことが、人生のミッションの実現につながっていきます。

目的地によって、求められる能力も、努力も、装備も異なります。すべての人が同じ山を目指す必要はありませんし、人が多様であるからこそ、この世はおもしろく、また助け合えるのです。

もちろん、具体的な目標を決めても、かなわないこともあります。それでも、何らかの目標に向かって努力を重ねた日々は、決して無駄になりません。

もし挫折というかたちになったとしても、何が自分には向いていなくて、何が向いているのかを知る貴重なチャンスになります。

「人生のミッションがわからない」という悩みは、「ミッションをもって生まれてきた」というかすかな記憶が、目覚ましアラームのようにいているのかもしれません。

すぐに答えが見つからなくても、「自分は何のために生きているのか」と問い続けることそのものが、自分を知るための貴重な経験です。

そんな試行錯誤によって気づきを深めることで、たましいは成長を遂げるのだと思います。

感謝を伝えるだけで、人を幸せにします

人生のミッションをどのように果たしていくか、具体的な行動は、人によってさまざまです。「人の役に立つ」というテーマは、どのような形でも実現できるからです。

それは、愛をこめて子どもを育てることかもしれませんし、畑を耕すこと、ものを作りあげること、家族の暮らしを支えることかもしれません。

華やかな舞台に立つことだけが、人生のミッションではありません。すべての体験に意味がありますし、ささやかな出来事の中で人生のミッションを果たすこともできます。

人生のミッションというと、天職につくことをイメージする人も多いのですが、直接生業と結びつかないことも、たくさんあります。

人生のミッションの本質は、人の役に立つことです。

ですから、公共の場が汚れていたら、ちょっと片づける、子育てで疲れ果てているお母さんにやさしい言葉をかける、落とし物を届けるなど、ごくささやかなことも、人生のミッションを果たすことになります。

感謝を伝えることも、ミッションを満たす方法です。

感謝といっても、大げさなものではありません。

レストランで会計をすませるとき、「おいしかったですよ、ごちそうさま」とほほえむだけでもいいのです。

感謝されると、人はだれかの役に立てた、と幸せを感じます。

人を幸せにするのに役立つなら、それは人生のミッションと言っていいでしょう。

究極の人助けは、本人がそれと自覚しないまま、助けることだと思っています。

私はこんな話を聞いたことがあります。

ある人が小学生のころ、下校途中にクラスメートとぶつかり、クラスメートが運んでいたたくさんの荷物が道に散乱してしまいました。

ぶつかった子は申し訳なく思い、荷物を拾うのを手伝ってから、なにげなく「あとで遊ぼう」と誘いました。そして待ち合わせして、いっしょにテレビゲームをして遊んだのです。

何年かして、クラスメートと再会したとき、その人は打ち明け話を聞かされてびっくりしました。

クラスメートは、その日、自殺しようとして、学校に置いてあったすべての荷物をもって帰っていた、というのです。

ところが、その人がぶつかったのに荷物を拾ってくれただけでなく遊びに誘ってくれて、とても楽しかったので自殺を思いとどまったのでした。

「きみがいのちを救ってくれた」

とお礼を言われたときの驚きは、どれほどだったでしょう。

生きるか死ぬかの瀬戸際にある人を、たった一人でも助けられたら、その人は生まれてきた価値があるといわれています。

そして、そのようなチャンスは、じつはさりげない日常の暮らしの中にも眠っているのではないでしょうか。

「人生のミッション」というテーマは、日々をていねいに生き、周りの人たちに笑顔をもたらすところから始まるのです。

大丈夫。ただ生きているだけで、だれかの役に立っています

ところで、「人の役に立つ」ことには、もっと深い秘密があることにも気づかなくてはなりません。

つまり、究極的には、私たちはただ生きているだけで、だれかの役に立っているのです。

言いかえるなら、「人生のミッションがわからない」という人は、生きることじたいに意味があることに気づいていません。

人の役に立つには、どんな自分でなければならないとか、何かを達成しなければならないとかは、決してありません。

どんな人でも、生まれたというただそれだけで、お母さんの役に立っています。

赤ちゃんが生まれたとき、お母さんは幸せで顔を輝かせたことでしょう。

医療が進歩して、お産で亡くなるお母さんは減りましたが、お産がいのちがけのいとなみであることは、いまも昔も変わりません。

お母さんの「生まれてほしい」という願いと、赤ちゃんの「生まれたい」という願いがそろわなくては、お産はできないのです。

無事に生まれた時点で、すべての赤ちゃんは、すでにお母さんの願いをかなえているということになります。

もちろん、さまざまな事情があり、手放しで喜んでもらえなかったお産もあるかもしれません。けれど、もしそうだとしたら、そんな人ほど、「親を選んで生まれてきた」ことを思い出してほしいのです。

お誕生を喜べないくらい、余裕のないお母さんだからこそ、助けたいと思ってこの世にやってきたのではないでしょうか。

それに、お母さんは本当に、赤ちゃんを望まなかったのでしょうか。もしどうしても産みたくなかったら、中絶という選択もあったはずです。

さらに、赤ちゃんがおとなになるには、お母さんだけでなく、たくさんの人たちの世話と愛情が必要です。

ですから、成長したということは、「大きくなってほしい」という、周りの人たちの願いをかなえたことになるのです。

それだけではありません。私たちは、食べものを食べたり服を着たりするとき、それを作っている人たち、運んでいる人たち、売っている人たちの生計を成り立たせるのを助けています。

「自分は消費するだけだ」と嘆く人もいますが、私たちがあらゆる人々とつながっていて、目に見えないところで人の役に立っているのも事実です。

笑顔を人に贈るだけで、人生の使命を果たしています

人生の方向を見失い、引きこもる若者が増えているといわれます。生きがいを見つけたいと思っても、あせるばかりで行動に移せず、苦しんでいる人も多いと聞きます。

そんな人には、『三年寝太郎』という昔話がヒントになるかもしれません。

「寝太郎」はいつもぐうたらしているだけの男で、村人たちに白い目で見られていました。ところが、村に難事が襲いかかったとき、ふいに起きだして大仕事をなしとげ、村人たちを助けるという話です。

寝太郎はゴロゴロ横になっている間に、いろいろなアイディアを身につけたの

でした。

現代の「引きこもり」も、いざというときに動きだすために、エネルギーをためているところかもしれません。

とはいえ、寝太郎の特徴は、村人たちにどれほど文句を言われても、まったく気にしなかった、ということです。寝太郎は、ゴロゴロ過ごす時間が充電期間なのだと、わかっていました。

一方、引きこもっている人たちは、しばしば「こんな自分ではダメだ」という自己否定感にさいなまれます。

人はだれかの役に立つために生まれてきますから、無為に過ごすことはお気楽どころか、本当はとてもつらいことなのです。

いまの自分はダメだと思い、それでも変われない自分をの当たりにしたとき、あせったり落ちこんだりするのは、自然な気持ちの流れでしょう。

でも、矛盾しているように聞こえるかもしれませんが、「いまの自分」を肯定しないかぎり、前に進むことはできません。

生まれてきただけ、存在しているだけで、すでに役に立っている自分に気づいたとき、人は自分を信じられるようになります。人生のミッションを果たしているという自信のもと、さらなる一歩を踏みだせます。

人生の新たな扉が開くチャンスは、生きていれば必ずあります。ふだんから種を蒔いておけば、チャンス到来のとき、寝太郎のようにふっと起き上がれるでしょう。

種を蒔くというのは、自分の中によりどころをつくることです。そして、その最もシンプルな方法の一つは、笑顔です。

仏教には、「和顔施《わがんせ》」という言葉があります。これは、笑顔を人に見せて幸福を届けることは、一種の布施になる、という考えです。

人は、人の役に立つために生まれてきます。そして、**笑顔は、人の役に立つ最もシンプルかつ強力な方法の一つなのです。**

周りの人が向けてくれる笑顔が、どれだけ自分を支えているか、振り返ってみてください。同じように、自分の笑顔にも大きな価値があり、人々に幸せを運び、心を支えることができるのです。

笑顔は、意識して人に贈るものです。

笑顔であるとわかってもらうには、二五〇パーセントの笑みを強く意識しなければなりません。

人生は、笑顔から始まります。ほほえみによって人に幸せをもたらすことは、私たちが生まれてきたミッションの一つです。

「生まれる前の記憶」の世界にようこそ④

たましいの世界が新しい時代の扉を開く

生まれる前の記憶は、大まかな共通項はあるものの、細部については多彩で個性的です。しかし、私はその理由を、雲の上の話がイメージの産物にすぎないからだ、とは考えません。

子どもたちの話がくいちがうのは、あまりにも広大な「たましい」の世界を、一人ひとりがそれぞれの視点からとらえるために、まるで違った風景として描写されるのではないか、と思うのです。

たとえるなら、宇宙人が地球を旅して、砂漠の真ん中で「地球は砂だらけだ」、大海原を眺めて「一面、水しかない」という違いではないでしょうか。

実際は、砂だらけでもなければ水しかないわけでもないように、どちらが正しいか考えるのは、あまり意味がありません。

生まれる前の記憶を解釈するには、注意が必要です。

現代人は、科学的に説明できないものは受けつけにくい一方、ひとたび合理的な説明がなされると、そのまま信じこんでしまう傾向があるからです。

科学は、一つの原理ですべての事象を説明しようとする世界観の上に成立しています。

そのため、ほとんどの人は、意識的にしろ無意識にしろ、「突きつめればたった一つの根本原理があり、それは明快に説明できるはずだ」と考えています。

そこで、生まれる前の世界に気づいた人の中には、「たましいの世界はこうなっている」と言葉で説明したがる人もでてきます。

けれど、それは宗教が陥りがちな落とし穴でもあります。

宗教には、教祖と教義があって、それを絶対とめる信者は、自分の信じる教えと異なる価値観を受けつけません。そして、そのようなありかたが地上のいさかいを生んでいます。

生まれる前の記憶は、そのような狭い枠に閉じこめるものではない、と私は考えています。

たましいの世界とは、もともと一つの根本原理で合理的に解釈できるものではないのです。真実はもっと広大で、想像もつかない世界が広がっているような気がしてなりません。

逆に言うと、「たましいの世界はこうだ」と一つのイメージにこだわる人は、あるレベルのところまでしか目にしていないのでは、と思います。

たましいの世界は広大で、立ち位置によってまったく違って見えてきます。高度を上げれば視界も広がるように、たましいが成長するほど、もっと広いたましいの世界が見えてくるのではないでしょうか。

おそらく、子どもたちの現在の言葉では説明しきれない、もっと大きい原理があって、いまの人類のたましいのレベルにおいては、まだ開示されないのでしょう。

だからこそ、子どもたちの語る世界は多様であり、また奥が深いのだと思います。

じつは、おもしろいことに、私はここ二十年以上、生まれる前の記憶の調査を続けていますが、私に寄せられる記憶の内容が、少しずつ変化しているのです。

胎内記憶や誕生記憶は、基本的なパターンはほぼされたと思われるほど、似たような言葉が寄せられて、ほぼ変わりはありません。

けれど、おなかに宿る前の記憶が、どんどん深まっているのです。たとえば、

「世界を救うために生まれてきた」

という感覚をもつ子どもが増えてきていますし、次章で紹介する生まれ変わりの記憶も、

「地球に来たのは初めてだよ」

「前はほかの星にいた」

「ここに来る前は太陽にいたよ。太陽は熱くないんだよ」

といった、宇宙レベルの話に広がっています。

これは、生まれる前の記憶が珍しくなくなり、日常生活を大きく外れた話も打ち

明けやすくなったからかもしれません。

あるいは、文明の転換点にあるこの社会を「助けたい」という志をもち、他の星から生まれ変わる子どもが、本当に増えているのかもしれません。

私はふと、この世は神さまのボードゲームの盤だという神話を思い浮かべることがあります。

もしかしたら、神さまの大きな手が、重要なコマをそっと前に進めたのかもしれません。時代は、心の世界の扉を開く方向に、大きく歩みだしているのかもしれません。

第4章

あなたは何度でも新しく生まれ変わる

——幸せな人生を歩むヒント

あの世へ帰ると、神さまとの約束を守れたか聞かれます

生まれる前のことを覚えている子どもたちは、死についても自然体でとらえていることが多いです。多くのお子さんが、「あの世に帰る日は、自分で決めている」と語っています。

第3章でご紹介したありとくんも、「自分が決めた期限がくると、人は死ぬ」と言っていました。ありとくんによると、死んだ後、人は幽体離脱したような状態で、自分の体やみんなを空から眺めるそうです。

このとき「幸せな人生だったな」と思えると、帰るべき場所にすんなり帰ることができます。でも、悔いが残っていたり、「行かないで」と引き留められてし

まったりすると、どこに行ったらいいかわからなくなります。

ぶじに天に帰ると、生きていたとき最後に住んでいた家と同じようなイメージが出てくるそうです。

「ぜんぶホワーンとしていて自分ひとりしかいないけど、家族の存在は感じられるので、さみしくない」という、この世の続きのようなあの世です。

ありとくんは、こんな話もしてくれました。

「天に帰ってしばらくすると、ドアがコンコンとノックされて、神さまが入ってきます。そして、生まれる前の神さまとの約束を守れたか、聞かれます。

生まれる前の約束は、二つあります。一つは、「人の役に立つこと」で、もう一つは「自分が楽しむこと」です。

神さまには、まず『人の役に立ちましたか』と聞かれるので、『はい』とか『いいえ』とか答えます。それから、『楽しみましたか』と聞かれます。

二つとも『はい』と答えられないと、『もう一回行ってきなさい』と言われて、こちらに帰ってきます。

そのときは『○年分だけ行ってきます』と決めて、○年というのが短い時間だったら、赤ちゃんのうちに死んだり、若いうちに交通事故で死んだりします」

そんなふうにチャレンジして、三回くらいまで繰り返すことが可能だけれど、それ以上失敗すると、神さまが怒って、ワンランク上の神さまと会議に行きます。

そして、その次の人生でも約束を果たせなかったら、その人を担当する神さまが交替するそうです。

ありとくんのお話は、古来、世界各地で伝わる「生まれ変わり」の世界観に、まさに一致します。

「生まれ変わり」を繰り返しながらたましいの成長を遂げていきます

生まれる前の記憶によると、人は何度も生まれ変わりを繰り返しながら、たましいの成長を遂げていくようです。

生まれ変わりは、世界各地で信じられています。チベットでは、ダライ・ラマはじめ高位の僧は、いまでも生まれ変わりの伝承に基づいて後継者を決めます。ダライ・ラマが亡くなると、僧たちが次のダライ・ラマが生まれる地方や特徴を予言して、一致する子どもを候補者として選びます。

さらに、その子どもが本当に生まれ変わりかどうか、過去の人生の記憶を試します。先代ゆかりの品物とそうでない品物を同時に見せて、どちらに愛着を示すかとか、先代とは、同じようなくせがあるかどうかで判定するのです。

生まれ変わりを科学的に証明しようと、バージニア大学のジム・タッカー博士、日本では中部大学の大門正幸教授が研究を続けています。


子どもたちの生まれる前の記憶を調査するうち、私は過去生（過去の人生、前世）の記憶があるお子さんにも出会うようになりました。

たとえば、いくつかの過去生を覚えている、ゆかちゃんという女の子がいます。ゆかちゃんの記憶は、きっかけがあると少しずつよみがえるそうで、最初に思い出したのは、沖縄戦で死んだ過去生です。

そのとき、ゆかちゃんはお母さんと沖縄戦を舞台にした映画を見ながら涙を流していましたが、ふいに「お母さん、私、思い出したよ」と語りはじめました。

当時、ゆかちゃんはやはりお母さんの娘として生まれ、母子で戦火の中を逃げまどっていました。そして、だれかが銃剣でゆかちゃんを刺そうとしたのを、お母さんが身を投げ出してかばったために死んだのです。

お母さん自身に記憶はありませんが、ゆかちゃんと抱きあって、

「あのとき死んで別れわかれになったけれど、また会えてよかったね」

と涙しました。

ゆかちゃんは、戦争で死んだあと、「太陽のほうに行った」そうです。

「太陽に近くて、神さまがいて、死んだ人がいっぱいいた。次にどこに生まれようかなって、迷っている人もいた。戦争で死んだ人も、他のことで死んだ人もいた。『きょうだいになる？』って、声をかけあっている人もいた。

神さまは、どちらかというと、太陽の近くにいた。どこを見ていたかわからないけれど、ただ見ていた。白い服を着て、やさしい顔をしていた」

その後、ゆかちゃんは、また日本で生まれ変わりましたが、交通事故で亡くなりました。その人生を思い出したのは、ゆかちゃんが小学三年生になってすぐのことで、ふと思い出したように、

「ああ、そうだ。前は小学三年生のとき、車に轢《ひ》かれて死んでしまったから、気をつけなくちゃね」とつぶやいたそうです。

ゆかちゃんは私に、事故当時の状況をイラストにして説明してくれました。

「大きい横断歩道を渡っていたとき、車に轢かれて死んじゃったの。小学三年生の男の子で、青い習字バックをもっていた。信号無視の車で、黒くて、すこしぺチャンコだった。そのときのお母さんは、体の大きい人だった」

その人生のあとは、沖縄戦で亡くなったあとに向かった太陽のほうではなく、太陽から離れた雲のほうに行ったそうです。

「その世界には太陽はなくて、一つの大きな雲があって、そこに上っていった。女の子も男の子もいて、服装はみんな白いワンピースだった。

神さまはいなかったけど、何人かの天使や妖精と遊んでいた。自分の生まれる順番になって、離れなきゃならないのがすごくさみしかった。それで、離ればなれになってしまったと思ったら、目の前にお父さん、お母さんと、お兄ちゃんがいた」

ゆかちゃんには、他にもいくつかの人生の記憶があって、断片的ながらも壮大なストーリーになっています。

何度も起こる「問題」は、過去の人生と関係があるのかもしれません

ゆかちゃんほど明確な記憶をもっているお子さんはそう多くはありませんが、明らかに過去生と思われることを語るケースは、いくつか聞いています。

たとえば、ある男の子は三歳くらいまで、自分のことを縁もゆかりもない「ヤマガタヒロシ」と名乗り、家族をとまどわせていました。

また、「いまの自分になる前」の話として、

「アメリカに住んでいたときは、芝生のある家だった。ふたごだった」

「イギリスのお料理屋さんの子どもで、ニンニクをむいていた」

「インドでは、パパと、九歳のお兄ちゃん、二歳の私、おじいちゃん、おばあち

ゃん、サビという犬がいた」

といったふうに「いまの自分じゃなかったとき」の人生や家族についてくわしく語るお子さんもいますし、母子関係が安定しているにもかかわらず、「前のお母さんに会いたい」と泣きだすお子さんもいるのです。

前世研究の学者たちは、子どもたちが過去生として語る場所を訪れて、当てはまる人物が本当にいたかどうかを調べ、子どもの証言と一致するか確認する調査をおこなっています。中には、事実との驚くべき符合が見られるケースもあり、生まれ変わりが実在するという論拠になっています。

そういった調査にも大きな意義がありますが、私自身が興味をひかれるのは、過去生の記憶を思い出すことが、いまの人生に及ぼす影響です。

心理療法には、過去生の記憶をよみがえらせることによってトラウマを癒すという手法があります。

たとえば、何度も同じような人間関係のトラブルに巻きこまれる人がいたとします。その原因として、子ども時代を振り返ってトラウマを探っても、なかなか当てはまる出来事がないことがあります。

そんなとき、退行催眠などによって過去生の記憶がよみがえると、現状を客観的に見つめられるようになり、生きづらさが軽減することがあるのです。

過去生を思い出すことのメリットは、それだけではありません。死ねばすべて終わりではないと実感できると、人は肉体に限定された存在ではない、という安心を得られます。

肉体を超えて存在するたましいを確信し、不安や虚しさから解放され、生きている一瞬一瞬の喜びを、もっと深く味わえるようになります。

ある女性は、いくつかの過去生を思い出してから、

「人は、生まれては死んでいくことを繰り返しながら、いのちの尊さや愛しあうことを学んでいくのだ、と考えるようになりました」

と語ってくれました。

起きた出来事の意味づけを変えることで、人生を変えることができます

私は、過去生という概念は、時間が過去から未来へ一方向に流れていくという、通常の感覚を超えたところにあると考えています。

というのも、過去生の記憶は、現在の状況の変化にともない、変わっていくことがあるからです。

たとえば、深刻な親子問題を抱えている人が、退行催眠を受けて、親と自分がひどく争っていた過去生を思い出したとします。

心理療法によって、いまの親子関係が改善されてから再び退行催眠をすると、過去生でも仲のよい関係に変わっていることがあるのです。

つまり、すでに起きているはずの過去が変わっているというわけです。

完了したはずの過去が変化するなら、少なくとも一方の記憶は、事実ではない、ということになります。

あるいは、もし過去生の記憶が変わりうるものなら、それらの記憶は、事実とは呼べないことになります。

過去生の記憶には、つねにそういうあいまいさがつきものです。

ですから、いま思い出している過去生の記憶が、必ずしも事実とは言いきれないという視点は、常に保っておくべきでしょう。

しかし、同時に、記憶は変わりうるからこそ意味がある、とも強調したいと思います。

過去生の記憶は、変わりうるからこそ、その記憶を使いこなして、いまの人生をよりよい方向に変えていくことができるのです。

過去生の記憶が不動のものだとしたら、現実の出来事の中にからめとられ、

「いまの自分がこうなのは、過去生で〇〇したからで、しかたがない」というふうに、現実から逃げだしてしまう口実になります。

けれど、**現在に起きた出来事に対する価値判断を変えることによって、その原因となった過去の記憶も変えることができるなら、私たちは「いま、ここ」に、かぎりないパワーをもたらすことができる**のではないでしょうか。

起こった出来事に対する自分への「価値」と「意味」を問い続け、その「価値」と「意味」を変えることは、人生を変えることと同じで、誰にでもできることなのです。

人は生まれ変わりながら成長を続けるもの

生まれる前の記憶から導きだされる世界観は、古来の霊的指導者の教えと、多くの共通点が見いだされます。

人の本質はたましいであること。
肉体を離れても、たましいは生き続けること。
人生にはミッションがあること。
人は生まれ変わりを超えて、たましいの成長を続けていくこと。

宗教教育を受けておらず、先入観のない幼い子どもたちが、このような世界観を語ることには、大きな感銘を受けます。

かつて、人々は生きる指針を宗教に求めてきました。けれど、現代人の多くは、宗教を素直に受け入れることが難しくなっています。科学のもつ合理的思考の恩恵を、じゅうぶんわかっているからです。

それでも、人は理屈で割りきれる世界だけでは生きていくことができず、いつも見えない何かを求めています。それは、ただ肉体をもって生きのびるだけでなく、より価値のある人生や、生きる意味を知りたいという、強い望みがあるからです。

生まれる前の記憶には、科学でもなく宗教でもないという、どっちつかずのあいまいさがあります。

しかし、胎内記憶、誕生記憶、過去生（前世）記憶の一部は、データをとって調査できるので、まるで検証不可能というわけではありません。とはいえ、すべて論理で説明がつくわけではなく、感性やイマジネーションを働かせる必要があります。

そんな微妙なバランスが、「宗教は信じられないけれど、見えない世界があると信じたい」人々にとって、心の要求にピタリと合うのでしょう。

さまざまな難問が山積している現代、子どもたちの生まれる前の記憶に耳をすませたり、自ら記憶をよみがえらせるおとなが増えたりしているのは、決して偶然ではありません。

本来は、記憶は消されて生まれてくるのがニュートラルな状態です。ですから、すべての人が生まれる前の記憶を思い出すことは、今後もないかもしれません。

しかし、現代社会が抱える問題があまりに複雑であるため、神さまのような存在が、「しかたないね。ヒントを見せてあげるよ」と、何人かの人たちに、たましいの世界をチラッと見せてくれているのかもしれません。

生まれる前の記憶は、いわば現代の「人生の参考書」です。

記憶をもっている人は、その記憶を役立てる場面があるか、あるいは社会において人々にメッセージを伝える役目を担っているのでしょう。

私には、生まれる前の記憶が大っぴらに語られるようになったことそのものに、必然があり宇宙の大きな摂理が働いている気がしています。

たましいが望んでいるのは、さまざまな体験を経験に変えること

雲の上の記憶によると、子どもたちは生まれることを自分で決め、どの時代、どの土地に生まれるか、どのお母さんから生まれるかを選びます。

なかなか決められなくて神さまに選んでもらったという子や、おなかに宿ってから後悔する子もいますが、雲の上からおりてくることじたいを決意するのは、最終的には、子ども本人です。

たましいの世界では、価値基準がこの世と違います。単にのんびりゆっくり暮らすことが、たましいにとっての幸せではありません。体験を積み、学び、成長を遂げることを、たましいは望んでいます。

そこで、たましいはあえてチャレンジの大きい人生を選ぶことがあります。人生を、たましいが成長するための問題集だとしたら、体験するという難問がずらずら並ぶように設定することがあるのです。

というのも、苦しい思いをすることで見えてくるものもありますし、乗りこえたときに得るものも、また大きくなるからです。

それだけではありません。たいせつなのは、体験から得た学びすなわち経験は、自分自身だけでなく、他の多くの人たちに役立てることができるということです。「人の役に立つ」というミッションを果たすには、技術や知識を習得するといった、さまざまな修行が必要です。そして、その中の一つとして、「試練から学び、その学びを活かして、人の役に立つ」という経験コースがあるのです。

人生の問題集には、主要単元の一つとして人間関係があり、中でも親子関係は、しばしば最も難問になります。

親子はかんたんに断ち切ることのできない絆で結ばれ、それが足かせとなっては、次のステップにも影響を及ぼすからです。

親に対する葛藤があるならなおさら、自分はなぜあえてその親のもとに生まれることにしたのか、考えてみるといいでしょう。

雲の上でたましいとしてこの世をながめたとき、いまの自分として生まれることを、あなたは選んだのです。たとえその理由を、すぐには思い出せないとしても。

「親の役に立つ」というのは、たんに親に幸せな思いを運ぶことだけではありません。親子の関わりのなかで、ときにお互い傷つけあったとしても、それをきっかけに親が学び、たましいの成長を遂げることができたなら、それはじゅうぶん親の「役に立っている」ことになります。

親子関係を具体的にどう解きほぐしていけばいいかという道筋は、親子によって違い、それぞれが直感と知性を発揮しながら見つけていくしかありません。

難しい親を選んだ人は、「どうしてこの家に生まれたのだろう」という嘆きから一歩踏みだして、厳しい試練に立ち向かっている自分の勇気を誇りに思いましょう。生まれる前の自分の選択を受け入れると、いま、心に決めましょう。

すると、被害者という立場から抜け出して、自分の人生の主役になり、体験から得たことを人生に活かしていけるのです。

どの道のりを歩むにせよ、人生に無駄はありません。

愛を表現できない家庭に育った人は、だれよりも深く、愛の尊さに気づくことができます。それは、その人のたましいを大きく成長させます。そして、同じように苦しむ人に共感し、サポートできるようになるのです。

「体験」は、自分の身に起きたことを情報としてインプットすること。「経験」は、その体験に意味と価値を与えたものです。

人は経験するために生まれてきたといってもいいかもしれません。

人生を輝かせる「光」は、すでにあなたの中に宿っています

生まれる前の記憶には、しばしば「光」というキーワードが登場します。

たとえば、ある男の子は、生まれる前のことを、

「ぼくね、光やったよ。光のお友だちがたくさんいた」

と話しています。

妊娠した日、

「光のようなものがおへそから入ってきた」

という方もいますし、上のお子さんに、

「おなかの赤ちゃんが光っているよ」

と言われて、妊娠に気づいた方もいます。

自然妊娠だけではありません。不妊治療に携わっている胚《はい》細胞士さんから、

「顕微《けんび》授精がうまくいくときは、受精卵が光るのです」

と聞いたこともあります。

赤ちゃんが宿るずっと前から、光に出会う人もいます。ある女性は、結婚してすぐ小さな光の玉があらわれて、「待っているから」と話しかけられたそうです。とても小さく、羽が生えているようでした。きっと、そのご夫婦から生まれようとしている赤ちゃんが、遊びにきたのでしょう。

光は、赤ちゃんが体を離れたときにも見られます。

あるお母さんは、流産したあと、小さな光の玉がいつもそばにいることに気づきました。光の玉は数週間後、「バイバイ」とあいさつして、旅立っていったそうです。

また、別のお母さんは、生まれてすぐの赤ちゃんを亡くしましたが、

「あの子に会いたくなって『戻ってきて』と言うと、私のそばで光の玉が一瞬輝くのです」

と語っていました。

人はみんな、もともとは光の存在——たましいそのものだったのです。

たましいは、成長を遂げてさらに輝きを増すために、この世に生まれることを決め、肉体という服を身にまといます。そして、やがて肉体を離れて、再び光に還っていくのです。

人生を輝かせる光は、私たちの中に、すでに宿っています。

私たちはみんな、たとえどんな試練のときにあっても、たましいの奥底では、自ら生まれることを選んだこの世界を愛しているのではないでしょうか。

たましいは、たとえ一時的にくもっても、その本質が光であるかぎり、輝きを失うことはありません。

いまの人生がくもり空でも、やがて風が吹きわたり、愛という太陽が顔をのぞかせて、きらめく輝きが戻ってくるのです。

人は、お互いに「幸せになってね」という祈りを向けるからこそ、人として存在しています。人は、人を喜ばせるために生きているのであり、だれもが支えあって生きているのです。

幸せは、気がつきさえすれば、いつも私たちの手の届くところにあります。それに気がつくことが人生の意味であり、たましいの歩みが求めるところなのではないでしょうか。

おわりに

「胎児から新生児時期の赤ちゃんの環境が、その後の生きやすさや生きづらさと関係している」と思っている人は、ほとんどいないでしょう。

しかし筆者が調べる限り、両者は密接に関係しています。したがって、胎児期からの胎内環境を改善しなければならないと思っていますが、お産の現場でそのように考えて出産に臨む人はほとんどいないのが現実です。

今、お産の現場は大変な状況にあり、出産時のトラブルは間違った医療行為が原因だとして、場合によっては刑事事件や裁判に発展するところまでこじれてしまいます。

そのような状況で、お産をいかに安全に行うかということに注意は払われても、産まれてきた赤ちゃんがどのように育つかということに注意を払う余裕など、産科の現場にはありません。

昭和二三年からＧＨＱの指令で始まったと考えられる厚生省の通達による施設出産の推奨は、新生児室をつくることによって母子分離を引き起こしました。

その後、東京オリンピックの年から二〇年にわたって母子手帳と一緒に配布された小冊子により、昔からあった抱っこする子育てが日本から一掃されたことが、子どもたちの育ち方に大きな影響を与えたと考えています。

しかし、そのような認識を持つ人は、きわめてわずかです。


科学がすべて正しいと信じ込み、「科学的な証拠」が思考の過程で優先され、現場の経験が軽視されてきたことも問題ではないでしょうか。

胎児は何も考える力がない、生まれた直後に目は見えない、と誰もが信じて疑わなかったことが本当に正しかったのか、という問いかけが私たちに突きつけられているようにも感じます。

ある高名な先生が、講演会で「驚いたことに、どうも赤ちゃんは生まれているときに目が見えているらしい」と発言したところ、ある年配の女性が「私は今ごろ先生がそんなことに気がついたことに驚いた」と発言しています。

しかし、現場で赤ちゃんの目が見えているらしいと気がついていた多くの人は、科学が見えないというのだから見えているはずがない、偶然そう見えただけだ、と思っていたのではないでしょうか。


筆者は二〇〇〇年ごろから「胎内記憶」を調べはじめました。そのころはその内容を伝えると、驚かれたり否定されたりしましたが、現在では妊婦さんのかなり多くの方が胎内記憶を知ってお産に臨んでおられます。

赤ちゃんは胎内にいるときから意識や意志があると思って過ごす妊婦生活と、そうでない場合とでは、妊娠のスタート時点から赤ちゃんへの意識向けが違ってきます。妊娠中のお母さんのストレスが子どもの発達に大きく影響することを知っていれば、妊娠中おだやかに過ごすことがいかに大切なことか、と努力なさるのではないでしょうか。

胎内記憶を知っているだけで、その方の行動変容が比較的容易に起こり、妊娠中おだやかに過ごすことができることを多くの人は教えてくれます。

胎内記憶の内容を調べていくうちに、子どもたちは哲学的内容や宗教的内容を話す場合があることがわかってきました。私たちの生まれてくる目的や人生の意味などが語られているのです。そのような内容を少しずつ講演会でお話しさせていただいております。

そして、講演会でお話ししている内容を軸にまとめたのが本書です。今までした胎内記憶の本とは少し違い、胎内記憶から考えられる人生という視点から書いています。

何の目的で今の人生を選んだのか、自分なりに人生の物語を考えると、今生きているということに幸せを感じることができるかもしれません。

本書でご自身の人生の目的を見つけ、より豊かな人生を送ることができる人がおられたなら望外の幸せです。

なお、現在筆者は、一般社団法人胎内記憶教育協会を立ち上げ、胎内記憶の勉強会と、胎内記憶を伝えることのできる講師養成をおこなっています。興味のある方、もっと胎内記憶について知りたい方はぜひご参加ください。

池川クリニック院長　池川　明

日本音楽著作権協会
（出）許諾第２００１３４１－００１号

本書は、二〇一二年に小社より四六判で刊行された『なぜ、あなたは生まれてきたのか』を改題し、加筆・修正のうえ再編集したものです。

著者紹介

池川 明
1954年、東京都生まれ。帝京大学医学部卒・同大大学院修了。医学博士。上尾中央総合病院産婦人科部長を経て、89年、神奈川県横浜市に池川クリニックを開設。99年より「胎内記憶」に関する研究を始め、2001年、調査結果を発表すると新聞で紹介され話題を呼ぶ。胎内記憶研究の第一人者として知られ、国内外での講演活動で人気。「出生前・周産期心理学協会(APPPAH,Association of Pre and Perinatal Psychology and Health)」の日本におけるアドバイザー。著書にロングセラー『子どもはあなたに大切なことを伝えるために生まれてきた。』(小社刊)、『魂の教科書』(廣済堂出版) など多数ある。

ホームページ
http://ikegawaakira.com/

胎内《たいない》記憶《きおく》が教《おし》えてくれた
この世《よ》に生《う》まれてきた大切《たいせつ》な理由《りゆう》

2020年3月1日 第1刷

著　者 池《いけ》川《がわ》 明《あきら》

発行者 小澤源太郎

責任編集 株式会社プライム涌光
電話 編集部 03(3203)2850

発行所 株式会社青春出版社
東京都新宿区若松町12番1号〒162-0056
振替番号 00190-7-98602
電話 営業部 03(3207)1916

印刷・大日本印刷　製本・ナショナル製本

万一、落丁、乱丁がありました節は、お取りかえします

ISBN978-4-413-11321-2 C0095

その子《ペット》はあなたに出会うためにやってきた。
愛犬や愛猫がいちばん伝えたかったこと
大河内りこ

がんばらない働き方
ゼロから〝イチ〟を生み出せる！
グーグルで学んだ〝10x〟を手にする術
ピョートル・フェリクス・グジバチ

開業医の「やってはいけない」相続
相続専門税理士のデータ分析でわかった！
税理士法人レガシィ

なぜか9割の女性が知らない婚活のオキテ
植草美幸

世界でいちばん幸せな人の小さな習慣
ありのままの自分を取り戻すトラウマ・セラピー
リズ山崎

青春出版社の四六判シリーズ

ホスピスナースが胸を熱くしたいのちの物語
忘れられない、人生の素敵なしまい方
ラプレツィオーサ伸子

「老けない身体」を一瞬で手に入れる本
何歳から始めても「広背筋」で全身がよみがえる！
中嶋輝彦

たちまち、「良縁」で結ばれる「悪縁」の切り方
幸せな人間関係を叶える「光の法則」
佳川奈未

ヤバい「宇宙図鑑」
元JAXA研究員も驚いた！
谷岡憲隆

やっぱり外資系！がいい人の必勝転職AtoZ
鈴木美加子